病気にならない免疫生活のすすめ

安保　徹

JN286461

中経の文庫

この本のあらすじ

がんをはじめとする病気の原因を、遺伝子の変異だと考えている人が多いようです。中には、「病気になるのも運」で、仕方がないことだととらえている人もいるかもしれません。

もちろんそれもありますが、最も大きな原因は自分自身です。食生活や不規則な生活、働きすぎやストレスなどで、私たちの体はむしばまれていきます。

ということは、逆に言えば、がんや病気は自分でコントロールでき、治すこともできるわけです。

その秘訣《ひけつ》は「免疫生活」にあります。免疫力を高めるには、どうすればよいのか――本書は、このことについてじっくり紹介しました。一見、現代の医学では非常識と感じるかもしれませんが、病気のしくみや免疫力のパワーを知れば、納得していただけるでしょう。
本当の意味で健康的な生活を送るため、ぜひご一読ください。

本書の内容

- **序章**……著者自身の「がんの疑い・要精密検査」体験や、生活を変えるきっかけ
- **1章**……免疫が持つパワーや病気のメカニズム
- **2章**……自分がなりやすいがんのタイプ、がんを治す人たちの習慣
- **3章**……免疫力を上げる「体の温め」
- **4章**……健康的な生活のヒント
- **5章**……薬の弊害と薬をやめることのメリット
- **6章**……著者が実行している生活スタイル
- **7章**……現代の子供が抱える問題と改善方法
- **終章**……今後、どうすれば良い方向に進むのか

はじめに

時代と共に日本人をとりまく環境は激変しています。それに伴って、日本人の暮らし方や考え方も変化しています。また、私たち日本人は、欧米人や他のアジアの人々の暮らし方や考え方とも大いに違います。このようなことで、現代日本人には、今の時代に合った日本人特有の健康法が必要なのです。

こういう視点が希薄なために、戦後の日本は「豊かさこそ良い暮らし」と思って努力してきました。牛乳も飲み肉も食べられるし、明るい照明で夜更かしもできるし、また夏は冷房完備で暑さしらずです。

こういうような、日本人が手に入れた食や住まいの豊かさに加えて、現代の日本人が置かれている独特の社会環境があります。つまり、残業が日常化した勤勉社会がありますし、人間関係の複雑さから生じる心のストレスがあります。この流れは日本人特有のきまじめさによって、さらなる歪《ひず》みを生み出しているように思います。

すべての人がこのような歪みに耐えることはできません。その結果生まれたのが、病気で苦しむ人であふれた日本だと思います。また、フリーターやニートという形で、はみ出す人も増加しています。そろそろ、根本的にこれらの解決に乗り出すときが来ていると思います。

そこで生まれたのがこの本です。現代日本人が、自分の置かれている環境の特徴をまず把握する必要がありますし、病気はどのようにして起こるかの理解も必要なのです。心ならずも人生の途中でがんや難病になってしまわないための方策を提案してみました。

また、人生の最後も幸せに過ごしたいものです。認知症などの問題も生き方の工夫で脱却できると思います。私の「免疫学」のキーワードは、自律神経、白血球、体温であり、理解するのに難解ではありません。少し学んで大きな健康を手に入れていただきたいと思います。

安保　徹

2章 がんを治す人が実行していることを知っておこう

3章 健康の基本は「体を温めること」から

4章 病気を遠ざける暮らし方

7章 危機に立たされている子供を救え！

終章 これからの日本が進む方向

本文イラスト／角 愼作

序章

生き方を変えれば
病気知らずの体になれる！

◎やり手ビジネスマンのよくあるパターン

私は若い頃はアグレッシブな性格で、典型的な〝モーレツ仕事人間〟でした。良い研究をしたい、世の中で認められる研究をしたいという野心でいっぱいで、毎晩夜遅くまで研究をしては、論文を書くという生活を続けていたのです。

性格もかなり攻撃的で、思った結果が得られないときなどは、よく怒鳴ったりもしていました。研究室の机を蹴《け》っ飛ばして怒ったこともあります。仕事も精力的にこなしていましたから、終わるのはいつも夜中。それから私の研究室の学生たちを引き連れて飲み食いに行き、最後はラーメンで締めるというパターンもしばしばです。

お酒のメリットは、始めは血管が開いたり、副交感神経の作用で、気持ちがリラックスすることにあります。

ところが、時間が経《た》つとアルコール本来の作用で、徐々に神経が高ぶり興奮してきます。このときに酔っ払った勢いで夢を語ったり、熱い議論を交わしたり、ここぞとばかりに普段言えないことを言う。

仕事で張り詰めていた神経を、飲み食いのときに発散する。**やり手のビジネスマンのパターンと同じような生き方を地でいっていた**わけです。

しかし、そういう生活を続けているうちに、私の体は健康とは遠ざかっていきました。

体重が増えて、少し走っただけでも息がきれるようになり、階段を上るのも一苦労です。

このままでは心臓に負担がかかり、高血圧《こうけつあつ》、狭心症《きょうしんしょう》、不整脈《ふせいみゃく》、糖尿病《とうにょうびょう》、さらにいくと心筋梗塞《しんきんこうそく》や脳卒中《のうそっちゅう》など、命にかかわるところまで悪化していたと思います。

私は、免疫学《めんえきがく》という分野で、免疫力と体の関係を研究しています。それなのに、このありさまです。

「私自身がこのような偏った生活をしていてはいけない」「どこかで生活パターンを変えなければいけない」と、頭ではわかっていながら、ずるずると50歳近くまで〝モーレツ仕事人間〟の生活を続けてしまいました。

◎40歳で「がんの疑いあり」

40歳になると、公務員は職場で行なうがん検診が無料になります。当時の私はまだ病気になれば病院に行っていましたし、薬も必要なときには飲んでいました。検査も必要とあれば受けていましたので、このときも同じように、「せっかくだし、40歳の記念だ」と思って受けてみることにしたのです。

ところが、何気なく受けた検査が、その後の私を苦しめることになるなんて、このときは思ってもみませんでした。

検査の結果は「**胃がんの疑いあり、要精密検査**」というものでした。

3週間後に内視鏡検査の予約をしたものの、私は大きく衝撃を受け、心中穏やかではとてもいられませんでした。

当時、私はまだ今の免疫療法の理論を確立していませんでした。「がん＝死」というのが世間の常識だった頃です。

私も、がんを宣告された他の患者たちと同じように、「がんだったらどうしよう」と悩みました。

家族にも友達にも相談できずに一人で悶々《もんもん》としているうちに、食欲はすっかりなくなってしまいます。食べ物がのどを通らないのです。ストレスで消化管活動が弱ってしまっていたのでした。

そんな状態ですから、3週間後に検査をするときには体重が6キロも減って、ゲッソリやつれていました。

運のよいことに、内視鏡検査の結果、がんはありませんでした。しかし、診《み》てくれた先生から「こんなに胃が荒れてよくご飯が食べられましたね」と驚かれました。

今、思えば、当時の私は仕事のストレスがたまっていたため、胃に何かしら影ができていたのでしょう。そのため「がんの疑いあり」となったのでした。とにかく、あの異常なしとわかったときほど安心したことはありませんでした。

それにしても、**人間の体はいかに心と密接につながっていることでしょう。**検査で「異常なし」と言われた帰りに、私は食堂に入り、お腹《なか》いっぱいご飯を食べたのです。

6キロ減った体重は、1週間後には元に戻ってしまいました。

そして、このとき、「日頃のストレスなどで異状が出やすいときには検査を受けないほうがいい」という教訓を学んだのです。

◎研究室の火事でストレスは極限に

「がんの疑いあり」と言われてショックを受けたものの、疑いが晴れると私の生活は、また元のモーレツ仕事人間のそれに戻っていました。

生活を変えなければいけないという思いは頭の片隅に残しつつ、それからさらに10年近くはそのような生活を続けていたのですが、とうとう私の生活が変わっていく出来事が起こりました。

私の研究室が、8時間以上にもわたって燃え続けるという火事にあったのです。

この研究室の火事は私に多大なストレスを与えました。ただでさえ頑張り続けていたその頃の私の体は、火事によるストレスが加わり、血圧の上の値が一気に180mmHgくらいまで上がりました。

夜は1時間ごとにトイレに起きるほど頻尿《ひんにょう》になり、常に精神が興奮状態で、気持ちが高ぶっては絶望と苦悩をくり返すという精神状態になっていたのです。自分でも、これほど感情的に不安定になっていては体に良くないと、ひしひしと感じていました。

もう一つは私の怒る癖です。ときどきとはいえ怒った後の後味の悪さもひどいものでしたが、あるとき、**怒った後に血管が破裂しそうな感覚を覚え、これ以来、怒ることは一切やめようと決心した**のでした。

この頃の私は50代に入り、健康や病気の問題を熱心に扱うようになっていました。著書を出していくうちに、だんだんと「自分の健康ひとつ守れないのは格好が悪い」「恥ずかしい」という意識が膨らんできたことも、その一因として挙げられます。

◎生活を一変させると体にも心にも変化が！

まず、最初に始めたのは長時間労働からの脱却です。

それまで連日夜遅くまで仕事場にいたのを、夕方、5時6時に仕事をきりあげて、同僚たちと食事もせず、まっすぐ家に帰るようにしました。

食事は肉をなるべく控えて玄米菜食に切り替えました。

食べる量も減らし、夜遅くの食事もやめて、夜は10時までには布団に入ります。そして、朝は日の出と共に起床し、体操をして体を鍛えるという、健康的で規則正しい生活へと切り替えていったのです。

お腹いっぱい食べることがバカらしく感じられるようになったことも、私の中で起こった大きな変化でした。

それまでの私は、「カレーライスの上にはカツが載ってないと食べ物じゃない」と毒づいたり、蕎麦屋《そばや》に行けば必ず大盛りの天ぷら蕎麦を注文。

家族ですき焼きをするといったら、肉の量を見て、「エッ、たったこれだけで満足できると思うの？」という具合です。食べる量も多く、1日に3000キロカロリーくらい食べていました。

今では、すき焼きを見ても「エッ、お肉こんなにあって一体誰が食べるの？」と思ってしまいます。蕎麦屋に行っても「かけそばで十分」です。まったく変わってしまいました。

ある日突然、今の生活に変わったのですが、おそらく**体はこっちのほうが良いということを長年知っていた**のだと思います。

「この生活をこれ以上続けたら危険だよ」というときになって、とうとう赤信号を出したのでしょう。

生活が一変してからの私は、みるみるうちに体にも心にも変化が現れてきました。まず、30歳の頃から増え続け、長年74キロをキープしていた体重が減り始め、1年も経たないうちに62キロになりました。

今は階段を駆け足で上がれるほど体が軽くなりました。毎日の体操のおかげで筋肉もついて、若返った気分です。

ですから以前のように怒鳴り散らすことはなく、いつもニコニコ、心も穏やかでいられます。

1章

免疫のパワーを知れば、病気は怖くない！

1

がんになっても悲しむことはない

がんは命を脅かす不治の病だという概念がいまだに根強くあります。

たしかに、厚生労働省の統計（平成16年度）によると、年間に約32万人がなんらかのがんで死亡しています。日本人の死因の第1位はがんですから、まだまだその考え方が根深いのも無理はありません。

しかし、私は自分の研究テーマである〝免疫理論《めんえきりろん》〟を確立してから、人間は**三大治療（手術、抗がん剤、放射線治療《ほうしゃせんちりょう》）を受けなくても、がんを克服することができる**と確信するようになりました。

これまでもさまざまな著書や講演などで、

「がんは治る病気だ。そのために生活を変えなさい。体を痛めつける治療は避けなさい」

と言い続けています。

いまだに三大がん治療が多くの医療現場で幅を利かせています。ですが、私の提唱する〝免疫理論〟も徐々に患者さんから支持されるようになり、現在では、おそらくがん患者全体の1割くらいの方から共感を得ていることと思います。

私の理論は、「**生活習慣の基本を見直す**」という単純明快なものです。のちほど詳しく解説していきますが、食事、入浴、体操といった生活習慣の基本から、日常生活での感情の使い方、ストレスを避けるための生き方などを、もっと多くの人に知ってもらいたいと思っています。

がん患者数の3割ぐらいの方がこの理論を実践してくれるようになると、年次死亡率の低下につながると確信しています。

私の理論は実行する人の心の持ち方が大きく作用します。理論を理解して信じて実行してもらえると、体の状態に変化が現れやすくなるのです。

今の医療の現場では、まだまだ患者に「辛《つら》い治療に耐えなさい」と無理強《じ》いしています。私のように「がんは治りますから、生活を変えなさい」と言う医師ばかりでもないことも事実です。

しかし、一部の医師たちは、代替療法《だいたいりょうほう》、漢方、鍼灸《しんきゅう》、温熱、整体などを取り入れて患者さんを治す方針で活躍しています。他にも免疫療法を支持してくださる治療家たちは全国にいます。

そういう医師を探し出し、あきらめずに自分の信じた治療を受けていただくことが、きっとみなさんの回復につながると信じています。

2 病気の原因はすべて免疫力が下がること

そもそも人はなぜ病気になるのでしょうか。

さまざまな**病のすべての原因は免疫《めんえき》にあります**。免疫は心の状態と深く関係があります。

心の状態が良好なとき、免疫力は高いのですが、心が暗くなって落ち込んだり、怒ったりすると、精神状態が不安定になり、免疫力が低下します。

また、**私たちの体は自律神経《じりつしんけい》によって均衡《きんこう》が保たれています**。自律神経は、血管や内臓といった分野の働きに作用するものです。

自律神経は交感神経《こうかんしんけい》と副交感神経《ふくこうかんしんけい》から成り、この2つが適切にバランスをとることで、私たちの健康がコントロールされているのです。

交感神経は運動したり、興奮するなど活動的な働きをうながす神経で、副《ふく》腎《じん》でアドレナリンというホルモンが分泌《ぶんぴつ》されます。すると、全身の筋肉に大量の血液が送られて、脈を速くします。しかしその分、内臓に送られる血液が少なくなり、内臓の働きが鈍くなるという作用もあります。

反対に、寝るときや、食べるとき、リラックスするときに働くのが副交感神経で、その神経末端でアセチルコリンというホルモンが分泌されます。これにより、気持ちが穏やかになり、脈はゆっくりになり、内臓への血流が良くなります。

緊張しているときに食事をすると胃が痛くなったりするのは、交感神経の働きが活発なため、消化器官への血流が不足しているからです。

逆に副交感神経が活発でリラックスしているときは、消化管《しょうかかん》機能が順調に働いているのです。

図1 病気の原因になるものは？

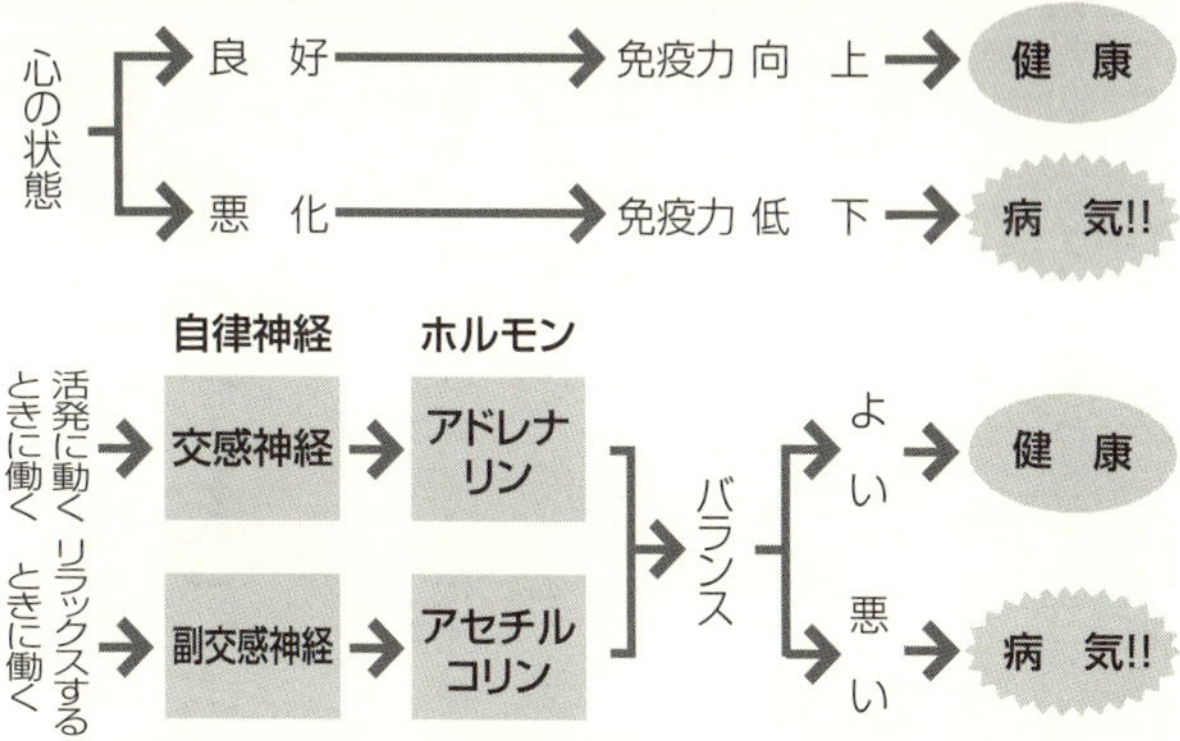

また、体がリラックスしているときは、体内で分泌、排泄《はいせつ》が活発になります。涙、クシャミ、咳《せき》、唾液《だえき》、尿《にょう》など体から分泌物が外に出るときは、副交感神経が優位に働いているときなのです。

このように、**私たちの体は、日々の生活の中で、無意識に交感神経と副交感神経をバランス良く働かせることで、心身の健康を保っています。**

ですから、逆にこの2つのバランスが崩れると体の変調が始まるのです（図1）。

3 病気が治るメカニズムを知っておこう

では、健康な体にストレスが加わるとどうなるでしょうか。

交感神経優位の状態が続くと、緊張状態になるため、神経が高ぶります。これが短期間なら活動的でいいのですが、長期間にわたって交感神経が優位のままだと、怒りっぽく、イライラしたり、気持ちが落ち着かなくなってきます。

反対に副交感神経が優位の状態が続くと、リラックスしていますから、体にはとてもいいのですが、これが長く続きすぎると、ぼんやりしたり、急な刺激に対応できなくなります。

さらに注目したいのが、自律神経と白血球《はっけっきゅう》の関係です。

私の研究では、**自律神経の働きが白血球に影響する**ということがわかっています。

白血球には主に異物を食べて処理する顆粒球《かりゅうきゅう》と、異物を免疫で処理するリンパ球があります。顆粒球は交感神経の支配を受け、リンパ球は副交感神経の支配を受けています。

交感神経が緊張すると筋肉が緊張し、分泌の働きが抑えられますが、この状態が続くと、白血球の中に含まれている顆粒球の量を増大させます。顆粒球は、体内に侵入した異物を撃退する働きがあり、その際に活性酸素《かっせいさんそ》を出します。

活性酸素は、免疫、発がん、老化などの原因となる有害な物質です。

つまり、交感神経優位の状態が長時間続くと体内で有害物質が増えて、組織の炎症を引き起こしてしまいます。そこから、さまざまな病気を誘発することになるのです。

一方、副交感神経が優位になると、体はリラックスし、血液中のリンパ球が増加します。リンパ球は、免疫力があり、傷ついた細胞を回復する働きがあります。

例えば風邪《かぜ》をひいた直後は、顆粒球が減少し、リンパ球が増加します。リンパ球の働きが優位になりますから、脈が遅くなったり、体がだるく感じます。さらに鼻水や汗など、分泌現象も盛んになります。これは、リンパ球が熱や痛みと戦っている状態です。

そして、リンパ球がウイルスに応戦し、勝利をおさめた後に再び顆粒球が増加します。交感神経が優位になるため、回復した体が活動的になるのです。

つまり、病気にかかり、それが治るときは、「顆粒球反応が起こった後にリンパ球反応、その後は顆粒球反応」というように、2つが交互に優位、劣勢を繰り返します。これが、自律神経が正しく働いている場合に体が起こす自然な反応です（図2）。

図2 風邪の反応

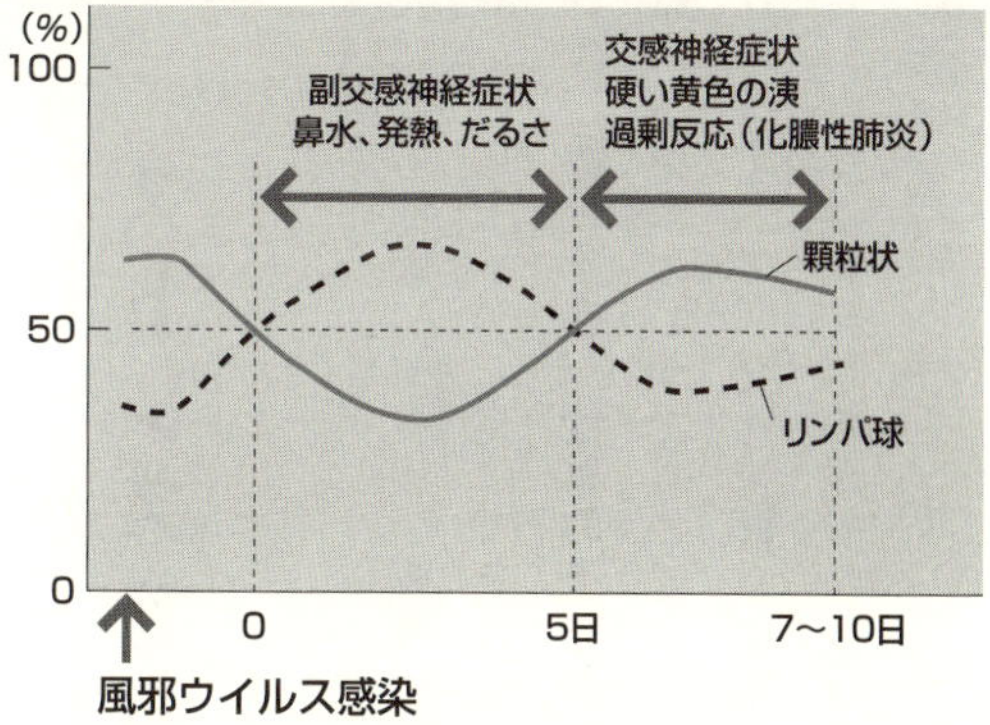

　ところが、このバランスが崩れると、顆粒球とリンパ球のバランスにも影響を及ぼします。

　どちらかが優位であるときは、もう片方は劣勢です。劣勢の方は量が少ないため、力を充分発揮することができません。そしてそのまま優位に転じることができない場合、**病気が治癒《ちゆ》できないまま悪化の一途をたどる**ということにもなります。

　悪化が進むと、最終的には細胞が炎症を起こした部分ががん化します。

4 ずばり、がんになる理由はストレスである

がんになる原因に、食事、喫煙、睡眠など、生活習慣が取り上げられることが多くありますが、実は、それよりももっと深い原因があります。

それは、**働きすぎ、仕事の上での対人関係によるストレス、深い心の悩みによるストレス**といったものです。

これらはすべて、交感神経を極度に緊張させる作用があり、激しい緊張を強いられた体は顆粒球の攻撃を受けるからです。

顆粒球は、その人にとって一番弱いところから攻撃を始めます。ですから、その人にとって一番弱い部分から症状が出てきます。

これまで私は多くのがん患者さんと接してきましたが、必ず、彼らにがんになる前に強いストレスとなることがなかったかどうかを聞いています。するとと、まず全員が、がんになる前に仕事や人間関係などで強い精神的なストレスを受けたと答えているのです。

家族を亡くした人、仕事で長期間きつい労働を強いられていた人、夫婦間のトラブルや家族間の人間関係、職場の人間関係に悩んでいた人、知人にお金を貸していた人……。

理由はさまざまですが、本人にとってストレス度の非常に高いものであることは容易に想像ができます。

もう一つ言えるのは、**がんになる多くの人は、まじめで頑張り屋さん**であることです。

仕事で手を抜けない、適当に息抜きできない人が、気が付いたらがんになっていたという話を頻繁に耳にします。

がんになる人は、**大きなストレスを抱え込むために、交感神経が長期間にわたって緊張した状態になります**。

正常な状態だと、交感神経と副交感神経が交互に働くので、顆粒球による攻撃で細胞に炎症が起きても、リンパ球がそれを治癒しようと働くはずです。ところが、交感神経の緊張があまりに著しいと、副交感神経が抑制されてしまい、リンパ球も同時に減少してしまいます。治癒のしくみが働かなくなってしまうのです。

また、交感神経緊張が長期間続くと、顆粒球が過多になって脈拍が上昇したり、高血糖《こうけっとう》、腰痛、肩こり、不眠、慢性疲労《まんせいひろう》など複数の症状が出てきます。顆粒球が過多になると、組織を攻撃し、炎症を起こすことはすでに説明しました。加えて末梢《まっしょう》の血管収縮も起こし、これが血流障害を招きます。ですから、がんになった人は一様に顔色が悪いのが特徴的です。

また、がんになった人というのは、ただでさえ、日常のストレスが元で体は痛めつけられています。それなのに、さらに悪いことには、その状態で検査を重ね、医師の宣告が加わることで、もっと精神的な不安が大きくなってしまうということです。

これでは、体は余計に交感神経緊張状態を強いられてしまいます。体をより痛めつけるだけです。私自身、すでにお話ししましたように40歳のときに「がんの疑いあり」と言われた経験があります。この経験から断言できるのは、**医師の宣告は、予想をはるかに超えるストレス**だということです。

宣告の際に、「生き方を変えたらがんは治るんだよ」と医師が励ましてくれればいいのですが、残念ながら西洋医学の中で、私の考え方を採用する先生方はまだまだ少ないのが現状です。

これまでさんざん無理を重ねてしまって病気になったというのに、時には余命宣告までされてしまい、患者さんはものすごく落ち込み、深い悩みの世界に入っていきます。

これでは、治るものも治らなくなってしまいます。

5

がんは避けることができる！

がんの予防法はあるのでしょうか。

がんになる原因がストレスや働きすぎならば、**がんにならないためには、ストレスを抱え込まないこと、仕事をしすぎないこと**です。

しかし、「ストレスを抱え込まないなんて、無理です」「仕事の時間を短くするなんてできません」と言う人がほとんどかもしれませんね。

私は全員を納得させることはできません。あなたの体はあなたが守るしかないのですから、最終的にはあなたが決断を下すしかないことです。

しかし、がんを避けようと思えば、それが必要なのです。

そのためにはまず自分の抱えている原因を見つけることです。原因が見つかったら、それを止めたり変えたりして、原因を取り除くことです。

働きすぎの人は、仕事の時間を短くし、リラックスできる時間を作ることです。ストレスの大きい悩みを抱えている人は、悩みを取り除くのが一番良いのですが、簡単にはいかないかもしれません。しかし、**悩みが病気を作るというメカニズムを理解するだけでも効果はあります**。理解をすれば無意識に悩みを減らしていこうと努力するようになるからです。

もう一つ、がんから逃れるために必要なことがあります。それは、慢性疾患《まんせいしっかん》の薬の使用を止めることです。これは後ほど説明しますが、長期間にわたって薬を服用している人は、発がんする人が多いことがわかっています。

薬による副作用の一つと言えるでしょう。

6

アレルギーの人は長生きできる？

交感神経優位ばかりが病気の原因のように思われるかもしれませんが、**副交感神経の優位が極端になっても病気は起こります**（図3）。代表的なものに花粉症やアトピーといったアレルギー性疾患があります。

副交感神経が優位のとき、体はリラックスしたり、排泄する反応が出ます。春先の暖かくなってくる時期にくしゃみが出るのは、体が寒さを吐き出して体温を上げようとしているからです。その証拠にくしゃみをした後、人の体温は0・5度上昇します。

同様に吐き出す作用をしているのが、花粉症です。体内に入ってきた異物を吐き出すために体が反応しているのです。

図3 自律神経、白血球と病気の関係

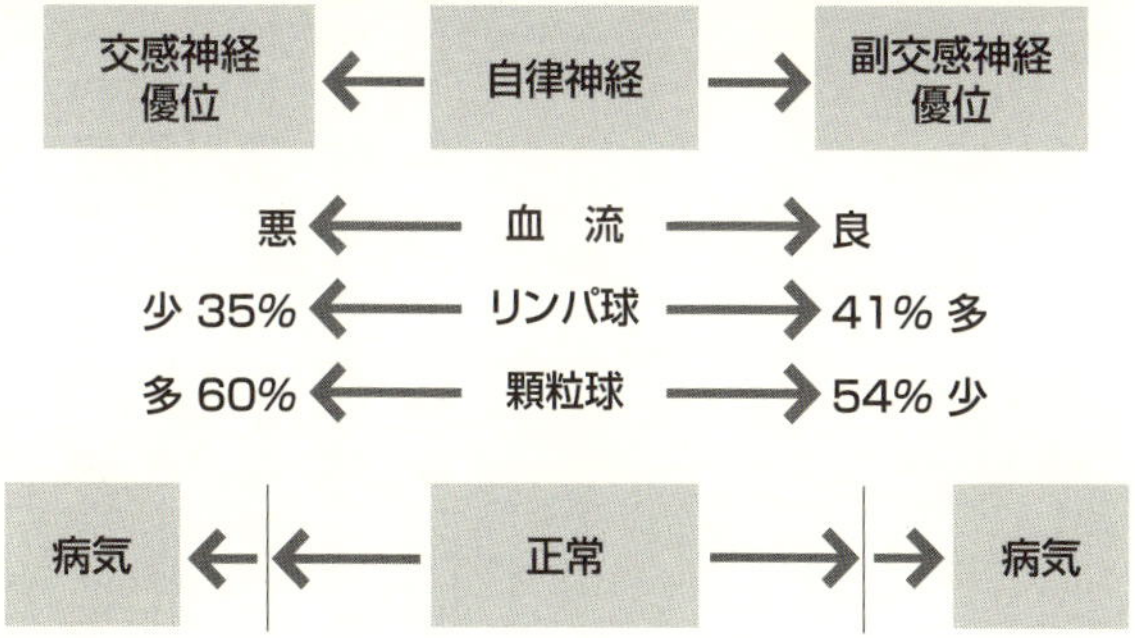

だから、体から異物を出そうとしてクシャミをしたり、鼻水を出すのです。これ自体は正常な反応です。

ところが、これを薬で抑えようとするのが西洋医学です。これでは症状は治りません。せっかく出そうとしている反応を薬が止めるわけです。**薬で抑え続けていると、体の中で病気が固定してしまいます。**

ですから、クシャミをしたり、鼻水が出たり、痒《かゆ》みが生じたら、「自分は良い反応を起こしている」と思えばいいのです。

アレルギーを持つ人全般に言えるの

が、穏やかな生き方を続けてきた結果、リンパ球体質になっています。

リンパ球は年齢と共に減少するため、若い頃はリンパ球が過剰だという人でも、最終的にアレルギーは消失するという特徴があります。つまり、アレルギー体質の人は、いずれ病気知らずの体になれるのです。

特にがんなどの組織破壊の病気にはなりにくい傾向があるため、最終的には長生きする人が多いのも、アレルギー体質の人の特徴です。

7 下痢と便秘、悪いのはどっち？

便秘《べんぴ》と下痢《げり》を繰り返す過敏性腸症候群《かびんせいちょうしょうこうぐん》という症状があります。ストレスで便秘になり、それを下痢で治そうとする反射です。便秘のときはお腹が重たく、下痢のときにはお腹が痛くなります。

この場合、病院に行くと、医師は痛いほうの下痢を止めるために、下痢止めの薬を出します。

しかし、**本当に治すべきは便秘のほうです**。

下痢は、副交感神経優位の状態で、便秘は交感神経が優位の状態です。

便秘が続くということは、交感神経が緊張し続けているわけですから、こちらを解消するのが先決なのです。

ところが、下痢止めを出すことで、それが病気を治さない原因になってしまっています。

というのも、下痢を止めるということは、もう一回便秘の状態に戻るということです。すると、また薬が切れたときに治ろうとして下痢をします。これを繰り返すと、腸が刺激を受けて炎症を起こします。ひどくなると今度は過敏性腸症候群から、潰瘍性大腸炎《かいようせいだいちょうえん》になってしまいます。

便秘と下痢を繰り返したとき、まず解決すべきは便秘のほうです。**下痢は治るためのステップと理解しておかないといけません**。痛いからと下痢を止めるのは間違いなのです。

また、便秘と下痢を繰り返すとき、女性に特に多いのが、肌荒れや吹き出物、ニキビに悩むことです。これはストレス、交感神経緊張、それによる顆粒球急増が原因です。

顆粒球は常在細菌《じょうざいさいきん》と反応して一生を終えます。そのため、皮膚の毛根に住み着いている黄色ブドウ球菌と反応して吹き出物が出るのです。

吹き出物がぽつぽつ出る程度なら、すぐに消えるのでまだいいのですが、**常時吹き出物が大量にあるときは、すごくストレスを抱えている状態**と理解しておきましょう。

また、肌荒れを持つ人は、神経質で、性格的にストレスを抱え込む癖があります。

ストレスを抱えたときに出てくる症状は2通りです。一つはそのまま吹き出物と便秘の症状が続く人、もう一つは跳ね返す力が強くて、便秘の合間に下痢を繰り返す人です。

どちらになるかは体質的なものもありますが、便秘がずっと続いた人はやつれやすく、合間に下痢をする人は比較的治りやすい傾向があります。

しかし、薬で下痢を止めるとまたストレス状態に戻ってしまうので、薬に頼らず、自分のストレスを解決する生活習慣を作っていかないといけません。

8

自分がかかりやすい病気を知っておこう

あなたがリンパ球タイプか顆粒球タイプかチェックしてみましょう（図4）。

どちらのタイプかによって、あなたがかかりやすい病気や、日頃の生活で注意することがわかります。

◎色白はふくよかで長寿、色黒は痩せていて頑張り屋さん

敬老の日になると、１００歳を超えているお年寄りがインタビューを受けているような場面をテレビでよく目にしますが、そうした人たちは、色白で

図4 チェック！　あなたはどちらのタイプ？

顆粒球タイプ		リンパ球タイプ
色　黒	or	色　白
痩せている	or	ふっくら
早食い	or	ゆっくり食べる
せっかち	or	おっとり
脈拍が1分間に60以上	or	脈拍が1分間に60以下
お風呂にさっと入るだけ	or	お風呂にゆっくり入る
物事の捉え方が前向き	or	物事の捉え方がやや否定的
運動は不規則	or	毎日運動している

※チェックした結果が多いほうがあなたのタイプです。

年のわりにはふくよかで、クヨクヨしない独特のおおらかな性格の人が多いことに気づきます。

私は「長寿の人たちはリンパ球体質」という理論を作って以来、いつもそういう目で観察していますが、だいたい一致しています。

色白のリンパ球タイプは副交感体質なので、性格が穏やかとか、優しいとか、リラックス体質の条件がそろっています。そういう人は基本的に食事時間が長く、睡眠時間も長い、といった生き方でバランスが取れています。

そうやって**自分の体質に合ったパターンで生きている人は、結局は長生きするタイプ**です。

しかし、ご長寿の方々は、生涯を通してずっと健康だったわけでもないはずです。リンパ球体質の人たちは過敏でもあるから、何かつらいことがあると早めに体にサインが出ます。

子供の頃はぜんそく持ちだったとか、アレルギーに悩まされたという人が多く、一病息災で長生きしているのではないでしょうか。

図5 白血球の加齢変化

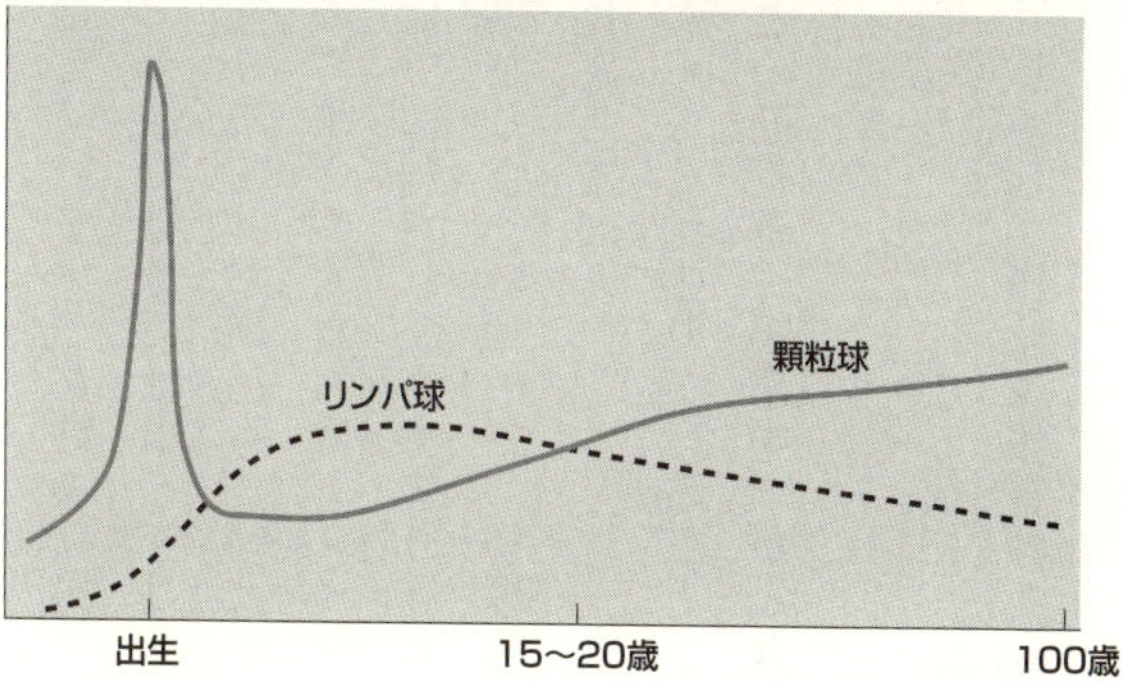

アレルギーが出る人は、睡眠時間を多くとるように心掛けるといいのです。もともとリンパ球体質の人は長く寝るようにできているのですから、体のサインに従っていれば、健康を維持しやすいでしょう。

その逆のタイプが、色が黒くて痩《や》せている顆粒球体質の人です。彼らは、非常に精力的で活発に行動し、しかも睡眠時間が短い傾向にあります。

頑張りも利くので、これと思ったことに一直線に進むバイタリティもあります。

しかし、症状が少しずつ出ないわりに、一気に大病となって表出する危険性も抱えています。女性より男性に多い傾向もあります。

特に男性で細身で仕事をバリバリやる人は、食事時間も短く、睡眠時間も短くなります。お風呂もさっとすます、忙しい生き方をします。

このタイプの人たちは、リンパ球が少ないため、あまり症状に表れません。例えば虫に刺されてもあまり腫《は》れなかったりするわけです。

一事が万事その調子で、物理的な刺激にも反応しませんし、精神的な辛さにも反応しません。

だからこそ頑張り続けることができるという利点もありますが、**一線を越えると心筋梗塞《しんきんこうそく》、脳卒中《のうそっちゅう》、がんなどの大病が一気に出る危険性もはらんでいるのがこのタイプです。**

おそらく、大病になる前に、胸が苦しいなどの異変が体調に出ているはずです。しかし、顆粒球体質の人は、そうした異変に気づかずに「自分は大丈夫」と跳ね返すところがあるので注意が必要です。

モーレツ仕事人間の中には、心筋梗塞になったり、脳卒中になっている人がたくさんいます。行きすぎて大病しやすいということを、みなさんもっと自覚をしたほうが良いでしょう。

◎脈の速い人、ゆっくりの人

脈が速い人は心臓に負担がかかっているため、本当の安らぎが少ないといえます。

いわゆる、いつも頑張れる体調というか、急《せ》かされている体調で、早口になったり、せっかちになったり、何かと忙しい生き方になるのです。

一方、脈がゆっくりの人はのんびりした性格ですので、長生きタイプです。

基本的には、脈はゆっくり打ったほうが健康には良いです。

普通、脈は固定していますが、脈の速い人が自分で脈を下げようと思ったら、**呼吸法を練習することをお勧めします。**脈が速い人は呼吸も速いので、気が付いたときに深呼吸をする癖をつけるとよいでしょう。

毎日の体操に取り入れるのも効果的です（180ページ参照）。

私が考案した体操に加え、体全体を使うラジオ体操はいいですね。体操をすると心肺機能が高まりますから、たくさん脈を打たなくてもよくなります。しかも心が穏やかで冷静になれますから、一石二鳥です。

太っていたり、あまり運動しない人は、忙しい性格もありますが、頑張り屋さんが多くいます。頑張ると忙しい人生になって脈が速くなる。当然、心臓にもよくありません。

◎自分がどちらのタイプか知っておくことが大切

自分のリンパ球と顆粒球の量を調べるには、血液検査をすればいいのですが、年に1回の健診のときなど、血液検査をした際に医師に頼めば簡単に済みます。

あなたがリンパ球タイプなのか顆粒球タイプなのかは、図４（45ページ）

血液検査　安保 徹 男性 58歳

自覚症状	有　無		有　(無)	
自覚症状	症　状			
血液検査	白血球量 $\times 10^3$		4.50	
血液検査	赤血球量 $\times 10^4$		421	
血液検査	血色素量 g／dl		13.5	
血液検査	ヘマトクリット%		38.9	
血液検査	白血球像%	桿状核球	4.0	顆粒球 56.5%
血液検査	白血球像%	分節核球	41.0	顆粒球 56.5%
血液検査	白血球像%	好塩基球	3.0	顆粒球 56.5%
血液検査	白血球像%	好酸基球	8.5	顆粒球 56.5%
血液検査	白血球像%	リンパ球	39.0	
血液検査	白血球像%	単球	4.5	
血液検査	白血球像%	異型リンパ球	0	
血液検査	白血球像%	骨髄球等		
血液検査	白血球像%	その他		
血液検査	判定		異常なし	

を目安にしてください。

どちらだから良いとか悪いというものではなく、自分がどちらのタイプなのか自覚するためのバロメーターです。

ちなみに私自身は、リンパ球体質と顆粒球体質のちょうど真ん中ぐらい、リンパ球を測るといつも37〜39%くらいです（前ページ参照）。ちなみに顆粒球は55〜60%くらい、リンパ球は35〜40%くらいが正常範囲です。

自分がどういうタイプかを知っておけば、それに応じた生活を心掛けて、自分の強いところを生かし、弱いところを補うことができます。

そして、体の声に耳を傾けることも忘れないでください。

それをしないでただ薬で抑えるだけでは、せっかくの体のサインをみんな無にしてしまうことになります。

体が発するメッセージを察知し、たとえ病気になっても、そこからメッセージを受けて生活を変えていけば、きっと病を克服することができるのです。

2章

がんを治す人が実行していることを知っておこう

1 がんの種類別、なりやすい人、なりにくい人

アグレッシブ（攻撃的）タイプの人は、頑張り屋さんであるがゆえに、がんになることが多いと説明しました。

しかし逆に、**抑圧されて、我慢をしたり内に溜《た》め込んでしまうタイプも、がんの原因をはらんでいます。**

例えば、亭主関白のご主人に抑圧されながら、何も言えずにずっと従ってきた奥さんが、子育てが終わってやっと一段落し、「さぁこれから自分の人生を楽しもう」と思った矢先に肝臓がんになってしまったケースがあります。

これまでずっと我慢してきただけにお気の毒に思いますが、これは長年、自分の感情を抑圧させていたことが原因で起こったものです。

また、信頼していた人にお金を貸したけれども返してくれず、「あれだけ信用していたのに」とほぞを噛《か》んでいた人が腎臓《じんぞう》がんになったケースもあります。

ここからもわかるように、**ある特定の感情が表れやすかったり、持っている性格によって、がんになりやすくなるということがあるのです。**

人はそう簡単に性格を変えることはできません。クヨクヨ悩むとか、感情的になって怒ってしまうとか、人を責めるといった性格から、すぐに逃れるのは無理でしょう。

とはいえ、このような**性格が表れるたび、身体の中で一番弱いところが一番痛めつけられて炎症を起こします**。続けているうちに、やがてそこにがんが発生するという、悪循環に陥っていくのです。

しかし、自分の性格を把握していれば、自分がどういうときにそうした感情になるかがわかります。こういう感情が出てきたときに、気をつけようと注意することで、病気を予防することもできるのです。

少なくとも、自分の癖を知っておくだけでも、かなり体への影響は変わってくるでしょう。

では、どういう感情や生活習慣を持っていると、どのようながんになりやすいのか紹介しましょう。


【大腸がん】


やり手のビジネスマンに多いのが大腸がんです。

特に、肉が好きで豪快に生きている人たちは、野菜嫌いの傾向があります。長時間労働のエネルギーを支えるためには、肉あるいは揚げ物などを食べないと、とても持ちません。

ところが、野菜が少ないと繊維質が不足するので、便の量が少なくなります。さらに、**繊維質の不足により便の出が悪く、中でたまった便が腐敗して**

悪臭になり、大腸の壁を傷つけます。

大腸の壁に炎症を起こした結果、悪化したものががんとなるわけです。

【肺がん・乳がん】

作家、ライター、編集者、システムエンジニアのような夜更かし仕事の多い人や、根を詰めてする仕事に就いている人に多いのが、肺がんや乳がんです。

理由は**長時間前のめりの姿勢になり、猫背になるからです。**猫背になると胸部が圧迫されて血流障害になります。

女性の場合、乳房が突出して冷えやすくなり乳房に血流障害が起きるため、乳がんになるケースも多くあります。

【食道がん、胃がん】

心配事を抱えた人に多いのが食道がん、胃がんです。

胃がキリキリ痛むとか、胸が詰まるような思いがする生き方をしている人は、食道や胃に血流障害が起こり、顆粒球《かりゅうきゅう》増加になります。

実際に、びらん性の胃炎や逆流性食道炎《ぎゃくりゅうせいしょくどうえん》を繰り返している人も多くいます。この部分が炎症を繰り返すことにより、がんが発生するのです。

また、食道がんになる人に多い生活習慣の一つが、外からの刺激です。**アルコール度数の高い酒をストレートで飲む、熱いものを冷まさずに食べるなど、食道への負担をかける人が多く見られます。**

【舌《ぜつ》がん】

舌がんになる人は、特に歯科医のような、**立って細かい仕事をする人に多**

く見られる傾向があります。

立ちっぱなしで長時間仕事をするため、交感神経の緊張状態が続くからでしょう。

歯科医は話すことも仕事のうちですから、患者に説明するときにも舌に負担がかかるのです。

緊張して、噛み締めているうちはまだ余裕があるのですが、疲れてくると口が開いてきます。自然と口呼吸になっているため、舌が冷やされて血流障害を起こすのです。

【咽頭《いんとう》がん】

お喋《しゃべ》りを商売にしている人や、普段からよく喋る人がなりやすいようです。

これも舌がんと似ていて、喉《のど》に血流障害を起こすからです。

【脳腫瘍《のうしゅよう》】

いつも頭を悩ませているとか、頭痛がひどい人、頻繁に頭痛薬を飲む人に多いです。頭で考え込んだり、くよくよ悩んだり心配する人というのはダメージが頭に来ます。

特に、悩み事があっても体に症状を出せない人が、最終的に精神に異常をきたしてしまうことがあります。

こういう状態の人は、首から上が血流障害になっているので、顔色が悪いという特徴もあります。

【肝臓《かんぞう》がん】

肝臓がんは、怒りや感情を抑圧する人に多い病気です。先ほどの例で言えば、ワンマン亭主にいつも抑圧されている奥さんもこのタイプに当てはまります。

感情を押し殺し続けていると、肝臓に負担がかかり、インスリンの分泌が抑圧されて胆汁《たんじゅう》が濃くなります。それが原因で胆のう炎や胆管炎《たんかんえん》を起こし、最終的に胆のう肝臓ラインの組織破壊が起こり、発がんしやすくなるのです。

【直腸がん】

直腸がんは怒り癖のある人に多いのが特徴的です。

まず、怒りが続くと痔《じ》になります。感情を爆発させるときに力んで肛門がうっ血するのかもしれません。

痔は、肛門部分が緊張状態になることが原因です。交感神経が優位になり、血流障害が起きて、顆粒球が押しかけてきます。痔を繰り返しているうちに直腸がんのリスクが高まるので、痔を予防するよう注意しましょう。

【肺がん】

「こんちくしょう」という怒りの気持ちを持っているとなりやすいのが、肺がんです。「こんちくしょう」という気持ちを表に出す、攻撃型の人に多いと言えます。

悔しい、辛い、憎い、こういう感情を持って「こんちくしょう」と言ったり、胸がふさがるような思いをしていると、呼吸が荒くなるので肺に負担がかかるからです。

ちなみに、逆にこうした感情を抑えがちな人は、消化管の病が多いようです。

【膵臓《すいぞう》がん】

慢性膵炎《まんせいすいえん》を起こし続けている人が多くなります。

膵臓がんになる人は、肉体的にも精神的にも相当の負担がかかった人たちです。しかし、**感情表現はせず、寡黙な頑張り屋さんタイプ**です。

膵臓が〝静かな臓器〟と言われるように、静かに黙々と頑張り続ける人が、無理がたたった後に、膵臓がんになっていることが多くあります。

【骨髄《こつずい》、血液のがん】

白血病《はっけつびょう》など血液のガンは、重力の負荷が原因でなる病気です。

血液は、赤血球も白血球ももともとは骨髄で作られます。骨髄性白血病《こつずいせいはっけつびょう》や慢性骨髄性白血病《まんせいこつずいせいはっけつびょう》、骨髄異形成症候群《こつずいいけいせいしょうこうぐん》といった骨髄のがんは、重力の負荷から、骨が疲労すると同時に、骨の中身が壊され続けたため、もともと骨が持つ再生する力が限界をきたすことで発生します。そのため、**血液のがんは立ち仕事をする人に多い**のです。

例えば、市川団十郎《いちかわだんじゅうろう》さんはパリ公演が大成功した後に急性骨髄性白血病になりました。当時、団十郎さんは、パリ公演の予行演習で忙しかった上に、息子さんの海老蔵《えびぞう》さんの襲名披露《しゅうめいひろう》が重なって、「半年ぐらい1日3時間しか睡眠時間をとっていない」と記者会見でおっしゃっていました。

何十キロもある重たい歌舞伎の衣装を着て激しい稽古《けいこ》をした上に、夜更かしして睡眠時間は少ない。重力の極限まで骨に負荷がかかっているわけです。このストレスが病気を招いたのではないでしょうか。

他にも、舞台女優の方や歌手の方にも、この病気になる方がいらっしゃいました。

舞台が体に負担をかけるもう一つの点は照明が強いことです。

私たちは薄暗いと眠くなります。暗闇はリラックスさせる効果がありますが、逆に強烈に明るい照明にさらされていると、体への負担は余計にかかり、とても疲れやすくなるのです。

【骨肉腫《こつにくしゅ》】

骨肉腫も立ち仕事をする人に多いのが特徴です。理由は、これも〝重力の負荷〟です。

骨肉腫になったあるお医者さんは、毎晩のように夜勤が続いていたそうです。

十分な睡眠もとらずに夜勤も真面目に対応し、ほぼ一日立ちっぱなしで仕事をしていたため、片足を切断するまでになってしまいました。

ところがその後も相変わらず夜勤で無理をしたりしたため、残る片方にもがんが転移し、もう片方の足までも切断しなければならなくなってしまったのです。

重力に逆らって無理をすると、骨髄だけでなく、骨にも負荷がかかっているのです。

【皮膚がん】

血流障害が一番強く表れるのは皮膚です。そこに紫外線が加わることで、肌へのストレスが増します。

ただ、日本人の皮膚がんの割合はがん全体の数パーセント程度です。皮膚がんは、多くの場合、オーストラリア、ニュージーランド、アメリカに住む白人に発生しています。

白人は寒くて、太陽の光の弱いところで適応して進化してきた民族です。ところが、紫外線の強い土地に移住して、ただでさえ日差しが強いのに、朝から晩までビーチで日光浴をするわけです。北欧で日光浴する分にはいいのですが、白人にとって紫外線の強い土地でそんなことを繰り返していたら、皮膚に強い刺激が加わるのは当然です。

日本人の場合は、血流障害を起こすと、まず皮膚にシミができ始めます。さらにいぼができたり、皮膚が黒ずんできたりと目に見えて変化が表れます。

その部位は自分にとって弱いところからやられるわけです。

人によってその場所は違うので、**血流が悪くなりそうな部位に自覚があれば、そこをマッサージしたり、お風呂に入ったりして温めてください。**

【頭・頸部《けいぶ》のがん】

書き物をする人や、コンピューターに長時間向かうといった、眼を長時間使う人に多くいます。特に眼が疲労したときは、頭部の組織全体がまとめて血流障害になりますから、頭・頸部は要注意です。

【腎臓《じんぞう》がん】

腎臓がんになる人たちは、トイレに行くのを我慢したりする、いわゆる「我慢の人」です。

例えば、レストランのコックさんはキッチンで汗をかきながら仕事をしますね。火を扱う場所での仕事ですから、気温が上がり、汗をかくので尿が濃縮します。体から水分が奪われ、腎臓が尿を極限まで濃縮します。すると、腎臓に負担がかかります。これが習慣化すると腎盂炎《じんうえん》から腎臓がんに発展してしまうのです。

また、腎臓が弱い人に注意してもらいたいのは、信頼していた人に裏切られたといった出来事があったときです。

こういうとき、恨みを増幅する生き方になってしまうと、**頭にカーッと血が上り、おのずと水分が不足がちになってしまいます**。すると、腎臓をフル回転して酷使し、尿を濃くしてしまいます。最終的に、腎臓に負担をかけてしまうのです。

2 がんを治す4カ条を守れば、進行がんでも治る！

がんは、どのステージであっても、たとえそれが進行がんでも治せます。基本的に、進行の速いがんは免疫が働きやすいので治りやすいのも事実です。逆に、進行が遅いということは、がん細胞の生命力が正常な細胞の生命力に近いということでもあります。

つまり、**悪性度が低いがんというのは経過が長い**のです。がんの性質も正常細胞と同じくらい穏やかで、顕微鏡で見ても、正常細胞と似た形をしています。

ところが、非常に悪性度の高いスキルス性の胃がんや転移性の精巣《せいそう》がん、肺の小細胞がんなどは、若い人が無理をしたときに発生しやすい病気です。

若い人の場合、がん細胞にもエネルギーがあります。そのため、一気に免疫力が下がってがん細胞が暴れだしてしまうのです。

こうしたがんになった場合は、どう対応すればいいのでしょうか。

私は**がんを治す4カ条**を提唱しています。

【がんを治す第1カ条】

無理な生き方、ストレスの多い生き方を変えることです。

頑張り屋さんは、頑張らないようにすることです。仕事の多い人は仕事を減らすか辞めることです。

これが一番難しく、がんを治していく中で障害となる部分です。そう簡単には変えられない、という人も中にはいるでしょう。しかし、何物も命とひきかえにはできないという覚悟を持ってすれば、できないことではないはずです。

【がんを治す第2カ条】

がんを恐れないことです。

これも1と同じくらい難しく思われることかもしれません。

しかし、がんを克服している人の話を聞いていると、治療法に迷ったり、自分の先行きを案じて迷った人はいません。

恐れたり心配することは、交感神経の働きです。がんを治すには副交感神経を優位にしなければなりません。

そのためには、「がんになったおかげで健康の大切さ、命の大切さがわかった。ありがたい」というくらいの考え方が必要です。

実際、そうやって思考を切り替えていった結果、三大療法（手術、抗《こう》がん剤《ざい》、放射線《ほうしゃせん》）をせずにがんが治ったという人は大勢います。

【がんを治す第3カ条】

3番目は、**辛いと感じる治療は受けない**ことです。

代表的な例が、先ほど挙げた三大療法です。

西洋医学の進歩は目覚ましく、現在はピンポイントでがんを消滅させる技術もあります。これらの治療を止めるわけではありません。受けてもよいのですが、もし辛いと感じるのであれば、受けないほうがいいでしょう。

辛いと感じると交感神経が優位になってしまいます。**交感神経が優位になることで病気が治ることは決してありません**。あくまでもリラックスできる、免疫力を上げる副交感神経が優位になることが前提です。

【がんを治す第4カ条】

4つ目は、副交感神経を優位にして**体を温める**ことです。

がんは、発熱すると自然退縮しますから、徹底的に体を温めましょう。それには、体を温める食事のとり方をする、運動をする、お風呂に入るなど、さまざまな方法で血行を良くすることです。

笑ったり、楽しく暮らすことも体温を上げることになりますので、自分の趣味に没頭したり、友達と楽しく食事をするのもいいでしょう。

がんになったということは、交感神経が優位になる生活が続いていたということです。それまでの生き方を変えようとしなくてはなりません。

副交感神経優位に変えていくことで、リンパ球が働き出し、顆粒球の勢いがなくなります。すると、リンパ球はがん細胞に攻撃しやすくなり、がん細胞の縮小が早くなるのです。

三大療法だけで治そうというのは、無理があります。がんを作ったのは、生活習慣です。体をいたわる流れを作ることが、がんを治すには大切なことなのです。

3

がんを自分で治した人たち

「ＮＰＯ法人ガンの患者学研究所」という、がん患者の会があります。元ＮＨＫディレクターの川竹文夫さんが中心となって、全国のがん患者の方を支援しています。ここには、進行がんの人も、末期がんを克服した人たちもたくさん集まっています。がんを自然退縮させた方たちが、今度はがんで悩んでいる人たちを励まそうという会です。

私も全身転移するほどの末期がんから回復された寺山心一翁さん、伊藤勇さん、中山武さんなど、何人かの方と知り合いになりました。みなさん三大治療をせずに代替療法《だいたいりょうほう》などで自己治癒《ちゆ》した人ばかりです。

水津征洋さんもその一人です。水津さんは自分が肺がんになり、そこから回復した手記を『癌よ、ありがとう』（風雲舎）の中で紹介しています。

水津さんは働き盛りバリバリの営業マンで、成績を上げようと必死で仕事に取り組んでいました。仕事中心の生活で、性格もイケイケドンドン。感情的にカーッとなることもしばしばありました。

一方で、**水津さんは職場の人間関係に悩んでいました**。水津さんが上げた営業成績を、上司が常務たちに報告してくれなかったために、地方に転勤させられるといった不本意なこともあったのです。

しかし、それでも頑張り屋さんの水津さんは転勤先でも営業成績を上げました。「こんちくしょう」という思いを抱えながらです。

そんなときに肺がんがわかったのです。

若い頃、民間療法で椎間板《ついかんばん》ヘルニアを治していた水津さんは、今回も代替療法で治療することを決意します。

この治療の過程で、水津さんは**気持ちの持ち方がとても大事**だということを知ります。

「絶対に自分は治るんだ」「治してみせるんだ」、そういう強い気持ちががんを克服したのだと言います。

また、それまで「こんちくしょう」ということが多かった水津さんですが、がんになってから「**ありがとう**」と言葉にすることが増えました。

「こんちくしょう」という気持ちがわかなくなり、代わりに「ありがとう」という感謝の気持ちが自然とあふれてきたのだといいます。

生きていること、支えてくれる家族、友達、水津さんの治療法を応援してくれる人たち、さまざまな人や物事に対して感謝の気持ちを伝えるようになった水津さんは、がんになるまで、まるで感じたことのない気持ちを経験したと言います。

がん告知から2カ月後、水津さんは腫瘍マーカーを正常値に戻しました。

自然退縮で皮膚がんを克服

右足の親指に悪性黒色腫《あくせいこくしょくしゅ》（皮膚がん）ができた長尾ヨモ子さんも、がんを自然退縮した人の一人です。

長尾さんが医師から悪性黒色腫だと診断されたときは、ショックのあまり、医師の勧めに従って手術をし、足の指を切除するつもりでいました。

しかし、その4、5年前に長尾さんの友人ががんで亡くなっていたことを思い出しました。「手術をしないと半年しかない命が、手術をすると5年以上延命する」と言われて手術をしたにもかかわらず、結局1年で亡くなっていたのです。

友人は手術後、ずっとベッドの上での生活でした。しかも苦しみ続けて最期を迎えたと聞いたとき、長尾さんは、「自分はがんになっても絶対に手術はしない」と決めて、がん保険の解約もしてしまっていたのでした。

そのため、長尾さんは自然治癒療法を決心したのです。

数多くの医療機関を回りますが、長尾さんが希望する治療を施してくれるところはなかなか見つからなかったそうです。

そんな中、やっととある診療所で自分の納得のいく治療法を指導してくれる医師と出会いました。三大治療をせず、玄米菜食や半身浴などで体を温め、治していく自然療法を進めていったのです。

同時に、「がんは自分で作ったものだ」ということを知り、自分がどのようにしてがんを作ってきたのかを考えるようになりました。

そして、あるとき気づいたのです。

自分がいつでも他人や周囲の人を「ばっかじゃないの」とさげすみ、欲求不満を抱え続けていたことを。

それが自分の中でストレスを生み、がんを作っていました。

自分の原因に気づいた長尾さんは、反省し、考え方を改めようとします。

家族に優しく、周囲に優しくしていくと、周りに対して感謝の念が自然にわきました。いろいろなことを嬉しく感じることができ、人生が楽しくなったのです。

それまでは目に付いていた他人の欠点が見えず、代わりに良いところばかりが見えるようになってきました。

この頃から、がんは自然に退縮し、長尾さんは足の指を切ることなく、元に戻り、完全に治ったのです。

4

「ありがとう」という生き方ががんを自然に退縮させていく

謙虚になることは、生き方を変えるステップの一つです。謙虚な姿勢で物事を見ていれば、些細《ささい》なことにも感動が生まれ、生活に彩りが加わっていきます。

先に紹介した水津さんや長尾さんのように、決意して思い切って生活を変えていくことができれば、がんは手術、抗がん剤、放射線療法のいずれも受けることなく、自然に退縮していきます。

自然療法で自己治癒をした患者さんたちを見ていて、共通しているなと感じることの一つに、**ありがとうと感謝する生き方**があります。

彼らはみんな、朝起きたらまず生きていることに感謝します。

家族と今日も会えたと感謝します。

そしてご飯を食べられることに感謝します。昇ってくる太陽を見て、「今日も朝日を拝むことができた、ありがたい」と手を合わせるのだそうです。

何事にも感謝をする生き方をしていたら、威張ったり、偉そうにする気にならなくなり、逆に謙虚で何にでも「ありがたい」という気持ちがわいてくるのだといいます。

「ありがとう」という感情は、怯《おび》えや悲しさや悔しさと対極です。

心が満ち足りていて迷いがありません。交感神経優位の緊張した生き方から、副交感神経の穏やかな生き方に変わっています。

がんになったときには、「なぜこの私ががんに?」と怒り、悲しんでいたのが、がんになった原因に気づき、「自分の生き方の偏りをがんが教えてくれたんだ。ありがとう」と思えるようになると、体は回復に向かっています。

日本には古来から「言霊《ことだま》」という言葉があります。口に出して言うことで、それが自分に返ってくるという考え方です。

感謝や祈りの言葉を口にすると、それを脳で聞いて自分に良いことが起こります。

日々、「ありがとう」と言っていると、自律神経も落ち着きます。心の安《あん》寧《ねい》を得られるようになり、がんが自然退縮する体へと変わっていくのでしょう。

5 医師に頼り切らず、対等な立場で付き合う

治療家の中には、「以前はこの方法で治せていたのに、いつのまにか治せなくなった」と言う人がいます。

その原因は、**治療家が患者の気持ちや状態を省みずに〝技術〟で治せる、と勘違いしてしまったため**です。

漢方、刺絡療法《しらくりょうほう》、温熱療法《おんねつりょうほう》、整体などの代替療法を行なう治療家でも、始めた頃は患者さんのことを考えて、いろいろと技術的な工夫を凝らしたり、もっと患者さんを治してあげたいと考え、熱心に研究をしたり、勉強をします。

そういうときは、目線が患者さんと同じレベルですから、患者さんも「こ

の先生は自分のためにここまで熱心にしてくれているんだ」と感じますし、互いに信頼関係が生まれて、順調に治療が進み、回復への流れが出てきます。

ところが、しばらくして治療家に自信がついてくると、「オレが治してやる」「私の言うことさえ聞いていればいいんだ」などと上から押し付けるような気持ちが強くなる方もいるようです。

こうなると治療家が患者さんよりずっと偉くなってしまって、もはや立場が対等でなくなっているのです。

治療家が主役になってしまうと、患者さんに怯えや戸惑いが出てきます。すると、なかなか思うような結果を得られなくなってきます。

患者さんが治らないと、今度は治療家のほうも難しい顔になってくるでしょう。

そして、患者さんはそれを敏感に察知します。先行きに見通しを持てなくなり、治らないスパイラルにどんどん陥っていくのです。

特に要注意なのが、治療家の力量が名人クラスまで上がったときです。患者さんが治らないのを「あんたがちゃんとやらないからだ」などと怒鳴る。何かうまくいかないことがあると「ダメだ」と言って患者さんを否定するのです。

だんだん具合が悪くなるときに治療家にそれを指摘すると、治療家はいらだったりします。すると、患者さんはビクビクしてしまいます。そんな状態で病気やがんが治るということはあり得ないのです。

患者さんも、そういうときは治療家にすべて任せることをやめ、「**病気を作ったのは自分なのだから、治せるのも自分しかいない**」と基本に戻ってください。

6

迷いから脱却できたとき、がんからも脱却できる

「人一倍頑張って仕事も成果を出してきたのに、どうして私ががんに？」

と考えていた人が、がんになったことをきっかけに、自分のそれまでの無理な生き方に気づき、

「ああ、こういう生き方ががんを招いていたんだ」

と素直に認める――。

こういうとき、がんは案外スパッと治っています。

先ほど紹介した長尾さんや水津さんもそうですが、「ばっかじゃないの」「こんちくしょう」が口癖だったのが、いつのまにか「ありがたい」といっ

た感謝の言葉に切り替わっているのです。

しかし、残念ながら、がん患者さんのすべてがそうなっているわけではありません。

どこかで「なぜ私だけが、こんな苦しい目に」と思い続け、いつまでも気持ちを切り替えられない。本当はその思いこそががんの原因なのですが、迷いから脱却できないでいるのです。

そして、残念ながら、**気持ちを切り替えられない限りは、がんからも脱却できない**のです。

私は、「病気はチャンス」だと言っています。

病気になって初めて自分の生活を振り返り、自分の生き方を見直すことができるからです。**病気になったからこそ、自分の体をいたわれた、自分の生き方を見直せた、と思えるようになったら、もう半分治ったようなものです。**

ところが、中にはがんになってから、使命感に燃えていっそう執筆活動や講演活動に熱心になる人もいます。

「生き方の無理が病気を作ったのだから、少し仕事を減らそう」

と考えればよかったのですが、逆に、

「もっとがんの苦しみを分かち合って、これから病気になった人の気持ちを少しでも和らげたい」

と、よりいっそう頑張る方向に入っていく人も中にはいます。

そしてそういう人は、残念ながら、治らないまま命を終えてしまうことがあります。

がんから脱出するには、よりいっそう頑張ることではなく、自分の性格を理解し、自分の弱点を把握し、穏やかに生きることが大切なのです。

病気になるということは、自分の生き方を振り返り、生きていく上で軌道修正のできる大きなチャンスだと受け取ってほしいのです。

７ 自分が選んだ治療法を家族に理解してもらおう

私のところに寄せられる相談の中に、「安保先生の本を読んで、手術や抗がん剤抜きでがんを治していこうと思っているのだけれど、家族が許してくれない」というものがあります。

患者さん自身は、免疫理論や自然治癒療法に納得し、体に良い方法で治していこうと思っているのですが、家族の反対に押し切られて断念してしまい、結局、手術を受けたり、抗がん剤治療に入る人も少なくありません。

私は、そういう人たちには次のように言います。

「あなたが家族から簡単に反対されるような生き方をしてきたから、言われるのですよ」と。

厳しい言い方かもしれませんが、毅然《きぜん》と生きている人に、周りはごちゃごちゃ言えないものです。

もともと、がんも病気も自分が作ったものです。もちろん、遺伝子の変異によって発症することもあります。食習慣や化学物質、紫外線、喫煙などの理由もあります。しかし、それらよりももっと大きな原因は、その人の心ではないでしょうか。

仕事ばかりで体に無理を強いる人、悩みを抱えながら感情を抑え込む人、薬ばかりを使って体を痛めつける人たちは、その病気の原因を自分の中に抱えています。

家族や周囲に反対される人は、これまでも反対されて流される人生を歩んできたのです。

でも、**「私はこういう考えで、こういうことをして治していきます」ときっぱり言ったなら、周囲も納得するでしょう。**

がんになったとわかった今こそ、自分の意志を通すときですよ。

3章

健康の基本は「体を温めること」から

1

体温と病気は大いに関係している!

がんにしても、うつ病にしても、**なんらかの病気になっている人は体温が低く、36度に届いていません**。

特に、がんが進行している状態のときや、うつ病で社会に加われないレベルになったり、不登校でひきこもったりしている人は35度にも届かないほど体温が下がってしまっています。

低体温になるのは、交感神経緊張から来る血管収縮によって、血流障害が起こるためです。

低体温の人はさまざまな病気を併発します。最初は手や足など末端の冷えから、肩こり、頭痛、腰痛、便秘が発生し、やがてそれが内臓系の疾患へと広がっていくのです。

低体温から抜け出すには、汗をかくまで体を温めることです。低体温の人は血流が悪いため、汗腺《かんせん》や皮脂腺《ひしせん》の働きが鈍くなっていますから、汗をかくには時間がかかるかもしれません。

そういう人には半身浴を勧めています。

38～39度のぬるめのお湯に、腰から下をつけて30～40分つかります。この間、肩が冷えないように首から下をタオルで覆い、お風呂のふたをします。するると、徐々に汗腺や皮脂腺が開いて汗が出てくるはずです。

皮脂腺から出る汗の中には、重金属やダイオキシンなどの化学物質などが含まれているので、そうした毒素が排出されます。汗をかくことで、血流も促進され、体温が上がります。

特にがんの人が体を温めると、がん細胞をやっつけるリンパ球が増加して活発になり、がん細胞を揺すって攻撃を始めます。体内でリンパ球が元気になると、反対に顆粒球《かりゅうきゅう》が減少し、がん細胞がゆっくり退縮していき、たいてい2〜3カ月で数値が正常化していきます。

病気を抱えている人、がんを治したい人は、「体を温めることが仕事だ」というくらい毎日お風呂に入ったり、半身浴をしたほうがいいでしょう。

それが無理なら、桶《おけ》にお湯をはって足をつける足湯だけでも、体温の上昇度合いが違ってきます。冬は湯タンポです。

皮膚病患者の人も、血流を促進することは治療の中でも最も大切なプロセスです。ステロイド剤などの薬を使って一時的に症状を抑えようとしていたのでは、かえって血流を抑え血色を悪くしてしまいます。皮膚の難病はステロイドを止め、体を温めれば治るのです。

肌の色やつや、歯茎の血色もすべて血流障害によるものですから、体を温めてください。

2 冷房は体温を下げるので使わない

電車の中、車の中、ビルの中、どこでも冷房がとても効いています。効きすぎていることもよくあります。オフィスでは冷房が効きすぎているため、ＯＬたちが室内で重ね着をしていたり、膝《ひざ》に毛布をかけるという話を聞きます。

冷房の効きすぎは、体を冷やすのでよくありません。**冷房を使うと、室内の気温だけでなく、体温まで一緒に下げてしまいます。**

人間の体のバイオリズムを年間通して見ると、夏の間は体温が上がって、冬の間は体温が下がるのが普通でした。

しかし、冷房を使い始めてから、8月だけグンと体温が下がるようになっています。

冷房の効いた部屋に長くいるため、体温が下げられてしまうのです。冷房が危ないという理由はここにあります。

今の若い人たちは体温調節ができません。汗がかけなくて、暑いと感じたら、すぐに冷たいものを飲んだり、冷房をつけたりするため、体温調節ができなくなっているのです。

汗腺が後退しているので自力で発汗して体温調節する能力がなくなって、暑いところに行くと、体に熱がこもってしまうのです。

こういう状態から脱却するためには、汗をかく練習から始めましょう。

まずは緩やかな体操など、あまり体に負担にならない運動から始めると良いでしょう。

ラジオ体操や、簡単なストレッチなど、体の芯《しん》をほぐす程度の軽い体操で十分です。お風呂に入って体を温めることも良いですね。

スポーツができない人は、サウナ、岩盤浴、お風呂など、何でもいいから、とにかく汗をかくことです。

最初は汗腺が衰えているため、汗がかけなくて体がのぼせたようになるかもしれませんが、繰り返していくうちに汗腺が復活して、2~3週間も続けているうちに汗がかけるようになってきます。そこまで体を慣らすことが大切です。

最初のうちは汗をかくことを不快に感じるかもしれません。ですが、一度汗がかけるようになると、汗腺が正常に働いて、汗をかくこと自体に爽快感《そうかいかん》を感じるようになります。

3 アンチエイジングも基本は体を温めること

先日、70歳のある男性医師にお会いしました。とても若々しく、とても70歳には見えません。その先生に、なぜそんなに血色がよくて若々しいかとたずねたところ、

「疲れたときは足湯をして、靴下は重ねて履いている」

「遠赤外線の出る鉱石の入った温熱ベッドで寝ている」

など、**体を温めることにすごく情熱を傾けている**ことがわかりました。

その医師は、患者さんにもほとんど薬を出さず、体を温めるアドバイスをして繁盛しているのだそうです。

老化は、活性酸素による細胞の酸化が原因として知られています。活性酸

素と関係があるのが、顆粒球です。

47ページの図5のように、人間の体は20歳を過ぎたころから、白血球中の顆粒球の数がリンパ球の数をどんどん上回っていきます。つまり、自律神経のバランスが老化を招いているとも言えるのです。

分泌《ぶんぴつ》・排泄《はいせつ》の機能は副交感神経が支配しています。血行を促す働きも副交感神経が支配します。ですから、20歳をすぎたら副交感神経を優位にするように心がければいいのです。

交感神経が優位になると顆粒球が増加しますが、副交感神経が優位になるとリンパ球が増加し、交感神経の働きを抑えようとします。体を温めて血行を促進することにより、副交感神経を優位に働かせるのです。血行が促進することにより、血行がよくなり、肌のつやも出ます。

こうして考えると、温めることの利点は病気の予防だけでなく、アンチエイジングの効果もあるわけです。

4

夢で身体の状態をチェックしよう

私たちは、寝ているときに夢を見ます。この夢を見るという現象は、実は自分の体の状態を知ることのできるとても有効なバロメーターなのです。

夢研究をしている栗田昌裕先生から、**「代謝が活発になって血流が良くなると、夢がカラーになり、ストーリー性を帯びてくる」**と聞きました。

この話を最初に聞いたとき、私はショックを受けました。それまで、私の夢にはストーリーもなければ、色もついていなかったからです。

常に仕事で緊張して忙しく、激しい気性の典型的な交感神経優位型の人間だったからでしょう。毎日が緊張の連続という生活を送っていましたから、私の夢はいつも白黒で、しかもストーリー性もない、断片的な映像でした。

栗田先生のお話を聞いて、負けず嫌いの私は、なんだか悔しくなってしまい、お風呂に入ったり、体操をして血行が良くなるよう努力しました。

そうしたところ効果が表れ始め、私の夢にもストーリー性が出てきて、色がつきはじめたのです。

栗田先生は、夢を見たら、起きたときに夢の始まりから終わりまでをたどる練習を続けると、だんだんと夢のストーリーを思い出せるようになると言います。

私も夢を見た後に、その夢のストーリーを反芻《はんすう》する癖をつけました。

先日も、夕方に招かれた食事会で食べすぎたため、寝るときに苦しかったのですが、その夜の夢は、お腹《なか》が膨れて破裂するという奇妙なものでした。夢には薄く色がついていましたが、ちょっと怖い夢だったので、そのときはあまり血流が良くなかったのでしょう。

こうして、**自分が見た夢から、自分のそのときの体調が万全かどうかを知ることができる**のです。

5 粗食は笑いを引き出し、笑いが体温を上げる

栄養学では、「食べたものが体内で分解されて、吸収され栄養になります。だから、いろいろな栄養をとるために1日30品目食べましょう」という考え方が主流です。

しかし、世の中には、水だけとか、青汁だけで生きている人とか、ほんの少しの食事だけで生きている人もいます。

極端な菜食者の場合、食事は「玄米菜食や青汁だけ」というような限られたものに、ときどき発酵《はっこう》食品などを食べるだけですが、それでも過不足のない栄養がとれています。

これは、食物繊維《しょくもつせんい》を食べると、腸にある腸内細菌《ちょうないさいきん》や善玉菌《ぜんだまきん》が蛋白質《たんぱく》やビタ

ミンも生産してくれるからです。**人間の体は、食物繊維をとって、腸内細菌がそれをすみかにして増えれば、腸内細菌が栄養になって生き続けることができます。**

微生物を栄養にして生きるパターンになれば、ほとんど野菜だけで生きる、青汁だけで生きる、といったレベルになるのです。

そういうときの便は、腐敗がないので、きれいな黄金色になります。

便は肉を食べるとアルカリ性（pH８）になって腐敗します。ところが食物繊維が豊富で腸内細菌が増えると酸性（pH６）になって、腐敗が起こりません。体の中がアルカリ性、体の外は酸性となって、健康を維持するのです。

人間は、粗食でも生きられますが、粗食には驚くべきメリットがあります。なんと、笑いを引き出してくれるのです。

私は最近よくニコニコしていると言われますが、努めて笑っているというよりは、**玄米を食べたりして体調がいいと、イライラしなくなって、自然と笑顔になったり、冗談が飛び出るのです。**

笑うことは、副交感反射です。嬉《うれ》しくて笑うことも、悲しくて泣くこともすべて副交感神経の反射です。涙や鼻水、下痢《げり》、クシャミ、すべての分泌現象と排泄反応もそうです。

下痢をした後、泣いた後、クシャミをした後はさっぱりします。寒いところに行ったときに震えるのもそうです。そして、これらの排泄反応があった後は、体温が0・5度上がります。

そうやって人間は体温を一瞬の間に上げる力を持っているのです。

つまり、粗食は体調を整え、笑いを引き出し、体温を上げる効果があると言っても過言ではありません。

⑥ 震えは体を温めようとする正常な反応

目の前で突然、子供が熱痙攣《ねっけいれん》を起こしたり、大人が過呼吸《かこきゅう》で痙攣を起こしたら、みんなびっくりするでしょう。

しかし、実はこういう症状は治るためのステップなのです。

子供は40度以上の発熱をすると熱痙攣を起こしますが、それは脳の血流不足が原因です。

ガタガタ痙攣することによって、血流を良くして治そうとする自然な反応なのです。そのため痙攣は良いサインでもあります。

これを医学用語では「錐体外路《すいたいがいろ》の反射」といいます。錐体外路とは、無意識で筋肉を動かす運動神経が起こす不随意《ふずいい》運動です。

犬がからあがったときにブルブルと全身を振ります。これは意識的に行っているのではなく、錐体外路の無意識の筋痙攣《きんけいれん》です。

過呼吸で震えるのも、貧乏ゆすりも、体をカタカタ動かす癖も、チック、顔面神経痛《がんめんしんけいつう》、パーキンソン病など、すべて錐体外路による不随意運動です。**体を揺することで、血流を促そうとする体の反射なのです。**

目をパチパチまばたきさせたほうが血流は良くなるし、目の乾燥が防げます。頑張っていると、人はまばたきが少なくなるし、のんびりしている人はいつもパチパチしています。

逆に、頑張る人がパチパチまばたきをするときは、そうやって血流を循環させることでわが身を守っているわけです。

また、過呼吸の人もガタガタしますが、これも吸いすぎた酸素を消費して正常化するまでの体にとって必要なステップです。

パーキンソン病もそうです。パーキンソン病までいかなくても、すごく震えることがありますが、これは血流不足が引き起こすことです。興奮したときも体が震えますが、これは興奮によって起こった血流障害を、震えることによって改善している体の反射なのです。

このように急激に震えることで、冷えた身体を一気に温めるのが錐体外路の反射です。

こうした症状を持つ人は、体操をしたり、お風呂に入って体を温めればよくなります。

これまで、反射行動は「錐体外路の異常」と言われていたのですが、**異常ではなく、体の自然な反応、つまり正常な体の自衛策なのです。**

7

気候の変化に合わせる

私たちの体は半分元気で、半分しょんぼりするようにできています。それは、天気と関係があるのだということを私は突き止めました。

高気圧で天気の良いときは、交感神経が優位になり元気が出ます。一方、低気圧で雨や曇りのときは、副交感神経が優位になり、気分がしょんぼりするということです。

しょんぼりした気分は低気圧による空気の薄さが引き起こすものです。低気圧になると私たちの体が酸素の少なさを感知して気持ちが沈みます。

しょんぼりというのは一見不利のように見えますが、逆に五感を鋭くしているのです。

例えば、お天気のときはかなりボリュームを上げないとテレビの音が聞こえませんが、曇りや雨の日はボリュームを下げないとうるさいくらいに感じます。

曇りの日やお天気の悪いときにはいろいろなアイデアがわいたり、危険を察知する能力が高まりますが、これも低気圧によるところがあるのです。

なぜなら、唾液《だえき》や尿が出るのと同じように、神経間の連絡が副交感神経から出るのと同じアセチルコリンを神経伝達物質として使って伝導しているからです。落ち着いたときに感覚も鋭くなるようにできているのです。

しょんぼりすることは決して悪いことではありません。しょんぼりしたときは「あ、低気圧が近づいてきたんだな」と思えばいいのです。変化を五感で感じる能力を、気圧の変化でより鋭くしていきましょう。

8

高気圧ラインは短命を招く

私の出身地である青森県は日本で一番短命な県です（厚生労働省「都道府県別生命表」）。

短命の理由の一つに、寒さによる交感神経の緊張がありますが、寒さだけが短命の理由ではありません。寒い地域でも割合長寿の県もあるからです。

ここに興味深いデータがあります。

天気図を見ると、高気圧帯が秋田―青森を結んだラインと、福岡―大阪を結んだラインで流れています。

私と共同研究をしている福田稔先生が、気象庁の人から高気圧の流れを聞いて、過去30年間の日本列島の気圧配置を調べた結果です（図6）。

図6 日本と高気圧

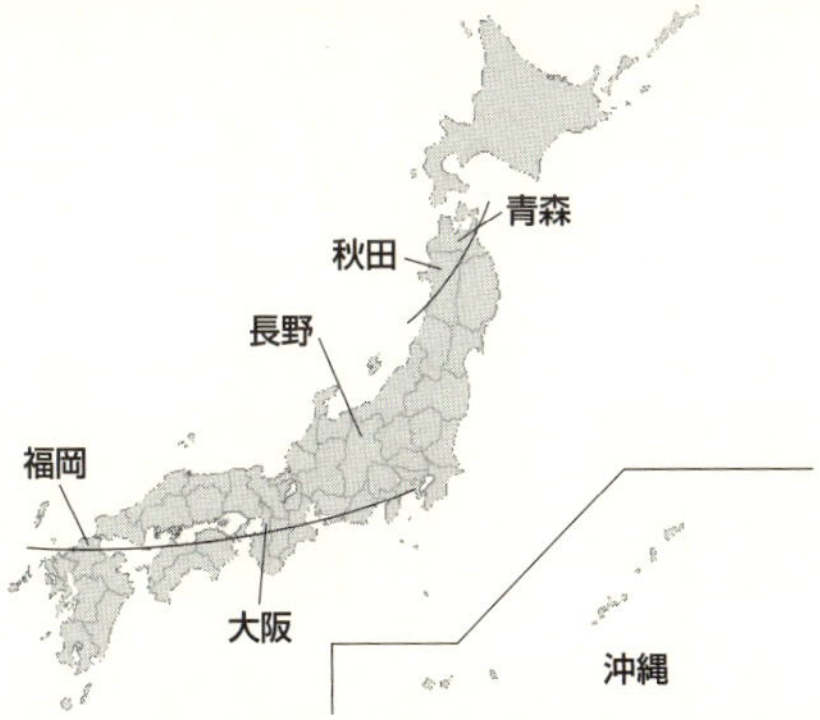

これは、ユーラシア大陸で冷やされた重たい空気が、気流の流れによって日本列島のすきまの部分を通り抜けるようになっているからです。

高気圧は重たい空気ですから、この高気圧帯の地域の人は興奮しやすく、短命の傾向があります。

しかし、短命ですが、元気がいいという特徴もあります。そして、その元気の使い方は地域ごとで異なっています。

秋田—青森の人は単純に言うと怒りやすいという性質があります。

青森の人はその怒りを外に出し、秋

田の人はその怒りを自分に向けます。秋田県に自殺者が多いのも、こうした高気圧による性質が関わっているからではないでしょうか。
福岡—大阪ラインでいうと、福岡はお祭りが有名です。このラインの中間は中国山脈なので、飛ばして、大阪に入ります。大阪の人は歩くのが速いですね。
また、商売上手で芸能、文化を生み出す元気があります。
福岡—大阪ラインの延長上に名古屋がありますが、名古屋も尾張で織田信長や豊臣秀吉が出た地方です。ここも商業が発達している地域で元気があります。

逆に、長寿で有名なのが長野県と沖縄県です。

なぜ、遠く離れた長野と沖縄なのでしょう。

長野は標高が高いため、気圧が低く、副交感神経が優位になって、リラックスしやすい環境にあります。

図7 気圧の年内変化

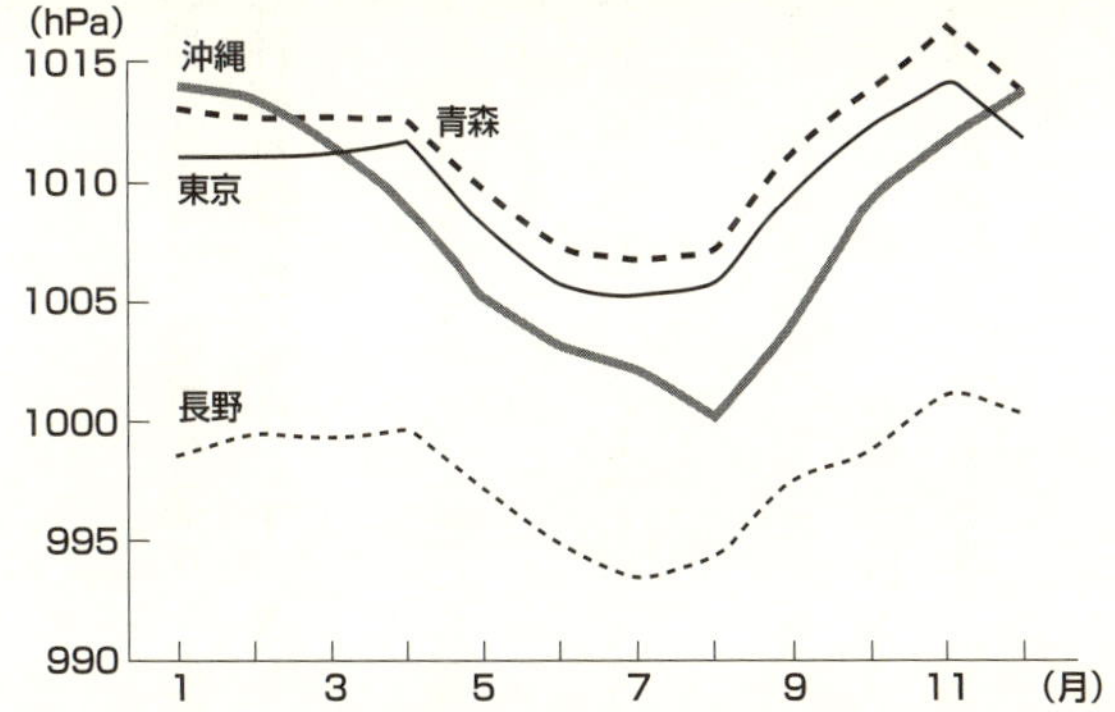

沖縄の場合は、暖かくて上昇気流で空気が薄くなるため、リラックスしやすいのです。

この2県は地理上では**かけ離れた土地ですが、低気圧になって空気が薄くなりやすいという共通した特徴を持っている**わけです（図7）。

気圧が低くなると人の体は交感神経優位から副交感神経優位に変化します。こういう地域では人は気持ちが穏やかになるから、寿命も長い傾向にあるのです。これらの地域に転勤などで移った人は、どんな激しい性格の人でも驚くほど穏やかな性格に変わっています。

その他、**高地や、空気が暖かく台風が来やすいところは、気圧が低くなり、副交感神経が優位になります。**落ち着いた性格で、長生きしやすい条件となります。

一方、気圧が高くなると逆に体は交感神経が優位となり、緊張状態が続くことになります。先に紹介した高気圧ラインの地域は、交感神経の緊張をその土地柄で使い分けているわけです。

ちなみに沖縄より暖かいところ、例えば東南アジアなどは、低気圧地帯ですが、長寿の人が多いわけではありません。

それは、東南アジアなどでは、マラリア、コレラ、デング熱などの熱帯病がはびこるからです。

9 男性は怒りに、女性は冷えに気をつける

長野県の長寿と沖縄県の長寿には、共通点がありましたが、決定的な違いもあります。

それは、**男性の長寿一は常に長野県で、女性は沖縄県**だということです。この男女差の謎《なぞ》は、それぞれの体質によるところが非常に大きいのです。

男性は、仕事やストレスなどで興奮して体を痛めつけるものです。興奮を抑えるためには、低気圧で空気が薄いところがいいと言えます。

ところが、女性にとっては同じわけにはいきません。その理由は、「冷えるから」なのです。

逆に、沖縄は女性にとっては暖かい土地だからプラスです。しかし同じ暖

かさが男性にはプラスに働かない。男性は暖かさより怒らないということのほうが大切なのです。土地や気候だけでなく、男女差もあることを、長野と沖縄の偏りから学びました。

ちなみに、私の出身である青森県は、高気圧帯だから男性は怒りっぽく、気温が低いため女性は冷えに悩まされます。

北半球は、冬は高気圧、夏は低気圧の日が多いのが特徴です。

冬の冷たい空気は重く高気圧となり、雲はできにくいため、晴れのお天気が続きます。夏は、暖かい空気が上昇するので、低気圧となり、上昇気流は雲をつくり、雨を降らせます。

ここで一つ、気圧と特定の季節に特有の病気との関係をお話ししましょう。

図8（113ページ）でわかるように、4月頃から6月にかけては、気圧が急降下します。この気圧の変化は、私たちの体を交感神経優位から副交感神経優位へと変えます。つまり、顆粒球体質からリンパ球体質へと変えるわ

けです。

この時期に多いのが、花粉症の患者さんです。

花粉症は副交感神経が優位な人に起こりやすい症状です。花粉の飛び散る時期に体内でリンパ球が増加します。花粉との関連が指摘され始めている川崎病もこの時期に発症します。交感神経優位の季節であれば、きっと花粉症の症状でここまで悩まされることはなかったはずです。

また、梅雨期に起こる慢性関節リウマチ患者の関節の痛みも特徴的です。

逆に9月から11月にかけては気圧が急上昇するので、私たちの体調を副交感神経優位から交感神経優位に変化させます。このため顆粒球が増加し、組織障害の病気を招くのです。

この時期に多い病気の代表的なものに風邪がありますが、それ以外にも、心筋梗塞《しんきんこうそく》や脳卒中《のうそっちゅう》による死亡率が上がるといった特徴があります。

このように**季節によって気圧が変化し、それが私たちの体調にどう影響するのかを理解しておくと、正しく病気を診断することができます。**

10

食べ物は気候に準ずる

長野の人たちは山菜をよく食べます。味も薄味です。空気が薄いところに生きているから、薄い味付けでちょうど良いのです。

長野県といえば、野沢菜漬けが有名ですが、野沢菜漬けも塩分が少なく、薄味です。

高い山にいると空気が薄いですね。長野で海抜３５０メートルくらいで、空気の薄さは台風のとき以上です。

私が住む新潟だと、海に近いところで、平均的な気圧は１０１０〜１０２０ヘクトパスカルです。

台風のときには９５０ヘクトパスカルまで落ちますが、長野県の標高３５

0メートル地点だと、普段の気圧で900ヘクトパスカル。この地域に住む人たちは、常に台風にさらされているようなものなのです。

長野県に行くと、リラックスして、頭がボンヤリする気がします。夏、避暑のために軽井沢に行くのは、理にかなっているわけです。

のんびりしていると、肉や揚げ物といった脂っこいものや、濃い味付けのものを食べる必要がありません。辛《つら》さやしんどさといったストレスもありませんから、アンコのような甘いものもいりません。

そのため、長野県では、まんじゅうの中にまで野菜を詰めた「おやき」という食べ物が広く食べられています。気候は、食べ物まで影響を与えるのです。

これが青森県だと、濃い味付けが主流です。漬け物はどれも、口の中に塩分が残るくらいしょっぱくしてあります。興奮させる土地柄が、味をしょっぱくさせているのでしょう。長野県は興奮することが少ないので、同じ漬物でも薄味ですむのです。

同様なのが沖縄です。沖縄は暖かく、低気圧です。沖縄名物のソーキそばも薄味ですし、ラフテー（沖縄流の豚の角煮）のような甘い味が好まれます。地元で食べるソーキそばもラフテーもとてもおいしく味わえます。でも、お土産に持って帰ってくると、現地で食べたときほどおいしく感じられないものです。

その土地の低気圧と穏やかな空気に合っている味だから、余計においしく感じさせるのでしょう。

11 酸素は活力になる

長野県にある諏訪湖《すわこ》の標高は760メートルくらいです。私が諏訪湖に行ったときに感じたのですが、すぐに眠くなるのです。おそらく、空気が薄いからでしょう。

飛行機内では気圧が0・8〜0・85気圧に調整されています。地上に比べると、空気が薄い。ほとんど活動できずにすぐに眠ってしまいます。

逆に、空気が濃いところで、代表的なものは潜水艦です。

酸素バーをご存じでしょうか。濃い酸素を吸入して、若返りなどを図るショップです。これは理にかなっていて、**酸素が濃いと活力が出るので、ある**

程度までは若返りの効果があります。

スポーツ選手が疲労回復のためや、怪我をしたときなどにも利用している話を聞きます。スポーツ選手は疲労で体内の酸素が少なくなり、炭酸ガスのたまった体が酸化しやすくなっているので、即効的な効果があるのでしょう。

しかし、**酸素をとりすぎると、逆に老化を促進するという面もあります。**

これは、交感神経が緊張しているときは酸素をたくさん吸ってしまうので、生き急いでしまう状況と同じです。

長野や沖縄では、酸素も薄いので、長寿という面もあるわけです。

私の知り合いの医師が琉球大学に転勤しました。体を壊すほど猛烈な仕事人間で、気性も激しい人だったのですが、沖縄に行ってからは、すっかり性格が変わって穏やかになっています。そして、年をとってもいつまでもお元気なのです。

4章

病気を遠ざける暮らし方

1 痛み止めは肩こりを悪化させる⁉

ある整体師から、「姿勢の崩れが病気を招いている」と聞きました。

最近、姿勢の悪い人が急増しているそうです。しかし、誰も好きで悪い姿勢をしているわけではありません。子供でも高齢者でも背中が丸くなったり、姿勢が悪くなるのは、身を守るための反応なのです。

例えば、いつも怯《おび》えている人は、防御の体勢をとるために体が前かがみになりますし、胸を開きません。心も開かないことが目に見えてわかる状態です。背骨も曲がり、腕も前方に寄せて、全体的に見て体が丸くなっています。

人間は本来、リラックスしているとき筋肉が弛緩《しかん》して生きています。働いているときは緊張モードになりますが、仕事が終わればリラックスします。

ところが、ストレスがある人は、わが身を守るために筋緊張の姿勢を崩すことができなくなっているのです。

私の研究では、ストレスが骨に与える影響もわかっています。骨や筋肉の細胞と白血球の働きには深い関係があり、強いストレスが長く続くと血流の循環障害が起こり、骨の量が少なくなっていきます。**緊張状態が長期間続くと、骨の量がどんどん減っていくので、骨格、筋肉から悪い姿勢で変形します。**

姿勢が悪くなっていくと、肩、首、腰などが痛くなってきます。

このとき大切なのは、痛みを止めるために痛み止めの薬を使うのではなく、ストレスを取り除き、運動して体を温めて血流を良くし、白血球の働きを促すことです。

残念ながら、病院ではこうした考え方を把握していないのが現状です。

ですから、肩がこったとか、首が痛いといって病院に行くと、まず痛み止めの薬が出ます。痛み止めの薬は筋緊張《きんきんちょう》を促進させるだけです。痛み止めは血管拡張作用や痛み作用を持つプロスタグランジンの産生を止めるので血流が低下し、筋緊張はかえって悪化するのです。

筋緊張になるとますます血流障害が起こりますから、一時的には楽になっても、根本的な問題が解決していません。いずれまた痛みが起こります。

つまり、現代医療では姿勢の悪さや筋緊張に対しては、痛み止めで対処する傾向にありますが、この危険を知っておきましょう。

しかし、「何でもすぐに薬ですませてしまう医療」に疑問を感じた治療家たちは、患者さんの体をさすって痛みを和らげたり、姿勢を正すことから注意して治しているのです。

デスクワークをする人は猫背になりやすいのですが、これは長時間同じ姿勢でいるため、背中から肩、首の血流が滞るからです。

特に首が前方に突き出すようになるのは明らかに仕事のしすぎです。必要以上に仕事をしているため、精神的にもストレスがかかり、身を守る反応が出ているのです。

血流が滞ると体が冷え、交感神経優位の緊張状態が続き、体を痛め、病を招きます。

こういう仕事をする人は、日頃から体を鍛えていないために、より一層姿勢が崩れやすいということもあります。合間に体操やストレッチをするのも大切です。そして何より、**必要以上に長時間、仕事をしすぎているという認識が必要です**。

姿勢が崩れるということは、たいていの場合、生き方の無理や偏りが原因です。それを的確に指摘できると、根本から治癒《ちゆ》できるのです。

そうでなければ、揺すっても緩《ゆる》めても温めても、いずれまた同じことを繰り返し、病気は再発するでしょう。

2

若さと健康を保つ秘訣は「背中」で決まる

テレビを見ていると、年齢よりも若く見える人もいれば、逆にずっと老けて見える人もいます。中でも黒柳徹子さんは年齢よりずっと若く見える人です。それは、背筋がピンと伸びているからなんですね。背筋がピンとしていると、元気で、ハツラツとして見えます。

その反対が猫背の人です。猫背が目に付くのは、昔はお年寄りが多かったのですが、最近は子供や若者でも猫背で歩いている人を見かけます。

背中が丸くなると活力を失います。これは大人だけでなく、子供だって同じです。それは、**猫背は呼吸を抑制させる**からです。

猫背になって息を吸おうとすると、ほとんど空気が肺に入ってこないと思います。背中を丸めると胸部と内臓を圧迫します。背中を伸ばしていたら3000ccほどある肺活量が、背中を丸めると2000〜500cc程度しかありません。

猫背では、〝呼吸〟という生きるための基本ができなくなっているのです。だから、お年寄りだけでなく、**若者でも猫背になっている人は弱々しい感じがする**はずです。

呼吸だけではありません。背中が丸いと仙骨《せんこつ》が後に出て、腹部が折り曲がります。腹部内臓の他、男性だと前立腺《ぜんりつせん》、女性だと子宮を圧迫し、前立腺がん、子宮がん、ひいては、肺がん、大腸がんの原因となります。

逆に背筋をしっかり伸ばし、姿勢を正すと骨盤《こつばん》の上に仙骨が乗り、腹部が広がってゆったりします。同時に、胸部が広がり、首が引っ込みます。そうすると、自然と頭も後方に引っ込み、どこから見てもスタイルが良く見えて、生き生きハツラツとして見えるのです。

3

風邪やインフルエンザにかかって免疫を鍛えよう

人間は長い歴史の中でインフルエンザと戦い、付き合ってきました。

冬が近づくと、インフルエンザの予防接種が盛んに行なわれますが、自然の摂理からすれば、インフルエンザにかかるのは一概に悪いこととは言えません。

人間の体は、風邪やインフルエンザにかかった後、免疫力が高まるからです（図2、31ページ）。

ですから、毎年流行《はや》っている風邪やインフルエンザは、ひいておいたほうが免疫力が高まって、体には良いのです。

学校で風邪が流行しても、風邪がうつる人とうつらない人がいます。風邪にならない人は、初めから免疫力が高いから、流行ってもうつらないのです。特に、白血球の基本のマクロファージの段階で処理できると症状が出ないのです。

弱った人が風邪をひくことで、みんなと同じレベルに免疫が上がるというのが、風邪やインフルエンザの役目です。だから私は、

「体を鍛えるのは体操。免疫を鍛えるには風邪をひきなさい」

と言うのです。

実際、私は毎年、風邪が流行りだすと、そそくさと流行っている中心に行ってうつしてもらおうとしています。しかし、そうしていると、風邪をひきたくてもひかなくなります。もちろん、免疫力が高くなっているからです。

日本人は抗菌だとか手洗いだとか、きれい好きすぎて免疫力が弱っているようです。

しかし、私はやたらと手を洗ったりせずに、適当に汚れていても放ってお

きます。普段からこうやって免疫力を上げるようにしています。

また、冷蔵庫の中で腐りかけたものでも食べてしまいます。

海外の国際学会に行くと、食事や水が合わずにお腹《なか》を壊す人が続出することがあります。何度かそういう事態を経験しましたが、どこに行っても私だけはお腹を壊すことなく、元気でいるのです。

あまりきれい好きすぎると、かえって免疫力を低下させることにつながってしまうわけです。

4 手を抜いて仕事をしよう

体を壊す人たちは、往々にして自由裁量のない状況下で長時間労働に入ったときに破綻《はたん》をきたしています。

危ないのは30～40代の中堅社員でしょう。部下からは「立派な上司」と思われなければならないし、上司からはいろいろな要求が出る。その間に挟まれて自由裁量が少なくなるのです。

こうして、長時間労働を強いられたり、ストレスの多い生活を続けると大量に食べることでしか、心身のバランスがとれなくなります。

しかも、脂っこいものが欲しくなる。体は疲れるし、脂肪は皮下や内臓にどんどん溜《た》まっていきます。運動でもしていれば、カロリー消費もできますが、その時間すらないのでしょう。

しかし、これも「しょうがない」と放っておくわけにはいきません。やはり、思い切って真面目《まじめ》さから脱却しなければダメなのです。

みんなが夜遅くまで働いているから帰りづらいと思っていても、さっさと帰れる精神力をつけなければだめでしょう。

そういう決断ができる強さも必要なのです。みんなと一緒にとか、みんなと同じグループに入らなきゃ不安だとか、早く帰るのが格好悪いとか考える。これは心の弱い人のやることです。

本当に自分の人生も家族のことも大切にしていれば、体を大切にして、周りに流されないで自分で決定してやらないといけません。

5 パソコンは1日4時間、早い時間に済ませる

パソコンは1日4時間が限度です。それ以上パソコンを見つめていると、眼精疲労《がんせいひろう》を招きます。

物書きや、システムエンジニアなど、どうしてもパソコンが必要な人は、間にたっぷり休みを入れるとか、ストレッチや目のマッサージをするとか、画面以外のところで仕事をするといった工夫が必要です。

また、**夜中10時を過ぎたら画面を見ない**という決意も大切でしょう。なぜなら人間は、太古の昔から、太陽のサイクルに合わせた生活で進化を遂げているからです。私たちは、現代の昼夜逆転した生活に対応する進化はしていないのです。

そのため、電気の下で夜更かしするといった、これまで人類が経験をしていない生き方を続けていると、やがて破綻が生じます。

夜遅くにパソコンの画面を見つめていると、眼に負担がかかり、眼精疲労が交感神経緊張状態を招き、血流障害が起こります。肩こりや頭痛は体への過剰な負担が原因です。

夜中の12時、1時にパソコンを見つめていたり、仕事をしている人の多くは最終的に病気になってしまいます。

ですから、割り切って「日の出ている時間以外はパソコンを使わない」と決めてしまうことも、命を守るためには大切なのです。そういう自分の「生きる指針」のようなものがある人は強いのです。

照明も同様です。電気を使うようになったのも、ここ100年くらいのことです。

ところが、日本の住宅は日が暮れると煌々《こうこう》とした照明のもとで生活します。

天井から部屋全体を照らし出すような明かり、部屋中を反射するような照明は、きつすぎます。交感神経を刺激し、脳を興奮させるので、眠りにつきにくくしてしまいます。

一方、欧米では、部屋の中は間接照明で薄暗くします。そのため夜になると脳がリラックスするのです。日本に比べると、みんな早く寝る傾向があります。起きて話をしていても気合が入らなくて、「もう寝ようか」となるのです。

これは自然の摂理にかなっています。日本の家屋も、リビングルームや寝室は明かりを薄暗くすれば規則正しい生活を送れるようになるはずです。

6 病気のレッテルを貼らない

私はよく患者さんに「病気のレッテルを貼るな」と言います。「私はアトピー性皮膚炎なんです」「私はリウマチなんです」と言葉にすることで、自分に病気のレッテルを貼ってしまう。

レッテルを貼ることで、心からその病気になりきってしまい、余計に病気が治らなくなってしまいます。病気を抱え込む誤った思考に入るのです。

病気になったのは、たまたまそのときにストレスがあって、弱いところに症状が出たからで、症状を出し切って全部修復すれば病気は治るわけです。

本当に治癒するには、そういう考え方から脱却しなければいけません。

レッテルを貼るといつまでも対症療法の薬が出る流れになります。

7 バリアフリーや空調をやめて、不便な環境に身を置いてみる

「バリアフリー」は、建物に段差をなくし、手すりや取っ手をつけることで、住みやすくしようという考え方です。障がいをお持ちの方にとっては、もちろん画期的なことです。

しかし、私は通常暮らす上で、**そこまで便利である必要はないと思います。**「快適さ」という言葉は蜜《みつ》のように甘いのですが、時として害でもあります。まだ体が動くうちは段差があれば段差を越えるように努力しますし、脳は、「あそこに段差があるな」と思いながら行動するからです。

バリアフリー環境だと自分の体を甘やかすことになるわけです。少し頑張れば動けるのに、その部位を動かさずにすんでしまうため、そのうち本当に

その部位が動かなくなってしまいます。

これでは、**快適さを追求したばかりに、危機を察知する能力が低下してしまいます。**

また、我々は快適さを求め続けて、室内の温度を一定に保つという空調設備も手に入れました。

しかし、**空調設備によって体温調節が不能になるのですから、これも快適さがもたらした弊害**と言えます。

冷房完備で、空気の温度が一定に設定されている空間に長時間いる人たちは、自分で温度調節をする必要がありません。

常に室温が体温に合わせてくれることに慣れてしまって、外へ出たときに自分で体温調節をすることができなくなってしまうのです。

快適すぎる住環境は、かえって自律神経の働きを鈍化させることになるのではないでしょうか。

8

短い睡眠時間だと短い人生で終わってしまう

人間はどの動物よりも重力から解放された動物です。犬、馬、牛など、たいていの動物は4本の足で自分の体重を分散して支えています。

これが2本になったということは、足一本あたりの重力の負荷が大きくなったということです。そのため、重力から解放された動物、つまり**人間は重力によって負担をかけさせられています**。

長時間労働も重力の負荷がかかりますし、背の高い人や体重の重い人も重力の負荷がかかります。体が大きい人は重力に逆らう生き方になりやすいので、小柄な人よりもやつれやすいのです。背が高い人が立っているのと、小柄な人が立っているのとでは、かかる重力が違ってきます。

では、大柄な人はどうすればいいかというと、**「睡眠時間を増やして重力から解放される時間を延ばす」**ことです。

起きている間は重力に逆らっているわけですから、重力から解放される時間を増やせばバランスがとれるわけです。

重力の負荷がかかると心臓に負担がかかって狭心症《きょうしんしょう》になったり、不整脈《ふせいみゃく》が出ます。不整脈は完全に心臓の負担から起こっていることです。だから、太りすぎの人や身長が高い人、睡眠時間が少ない人は、たっぷりと睡眠をとることが大切です。

短時間睡眠健康法も流行っていますし、5時間以内の短い睡眠を奨励する本も出ていますが、あまりおすすめはできません。

たしかに、**短時間睡眠は交感神経が緊張して活力が出るのですが、長期間にわたって行っていると、生き急いでしまう、つまり寿命が早く尽きるというリスクもあります。**長期的に見た場合、顆粒球を増やし、病気の原因となりうるわけです。

例えば、皮肉な話なのですが、流行っているバーのママは病気になり、逆に流行らないバーのママはいつまでも健康です。

流行っていると、夜中いつまでも立っているでしょう。繁盛してお客さんがたくさん来るので、営業時間も自然と延びる。その間ずっと立ち仕事が続くので、体に負担がかかって病気になる。

ところが、流行らないバーのママはいつまでたっても健康なんです。

睡眠時間7時間の人が一番長生きするというデータがありますが、これは理にかなっているのです。

9

夜更かしを甘く見るな

現代人は夜中に働くという行為を甘く見すぎています。**夜勤は命を引き換えにするくらい危険な仕事**だと私は断言します。

なぜなら、夜勤は人間の自然な生活に反した行動だからです。

看護師、夜行バスの運転手、トラックの運転手、タクシーの運転手、コンビニエンスストアの店員など、夜中のシフトがあるため、どうしても夜勤を避けることができない場合があります。

しかし、私は夜中の仕事を奨励できません。中でも特に危険なのは、真面目《まじめ》な人が夜中に働くことだと常々言っています。

例えば、コンビニの店員さんも夜中に働いています。

しかしそもそも、夜中まで店を開ける必要なんてあるのでしょうか。夜中にどうしても必要なものなんて、そう多くありません。

日本人は便利さを追求しすぎて、24時間働いてもよいと考えているのでしょう。深夜まで働く職業が増えていますが、夜勤はそんなに甘いものではありません。

夜間は体を休息させるべきものです。働くものではありません。

図8（146ページ）のように、0時から5時頃は、私たちの体内でリンパ球の比率が最も上がる時間帯です。この時間、副交感神経が優位になり、体はリラックスし、傷ついた細胞を回復させようとしています。

ところが、この時間帯に起きていると、本来リラックスして眠っているはずの体を交感神経優位にして緊張状態を強いています。当然、体にとっては相当な負担です。

図8 顆粒球とリンパ球の日内リズム

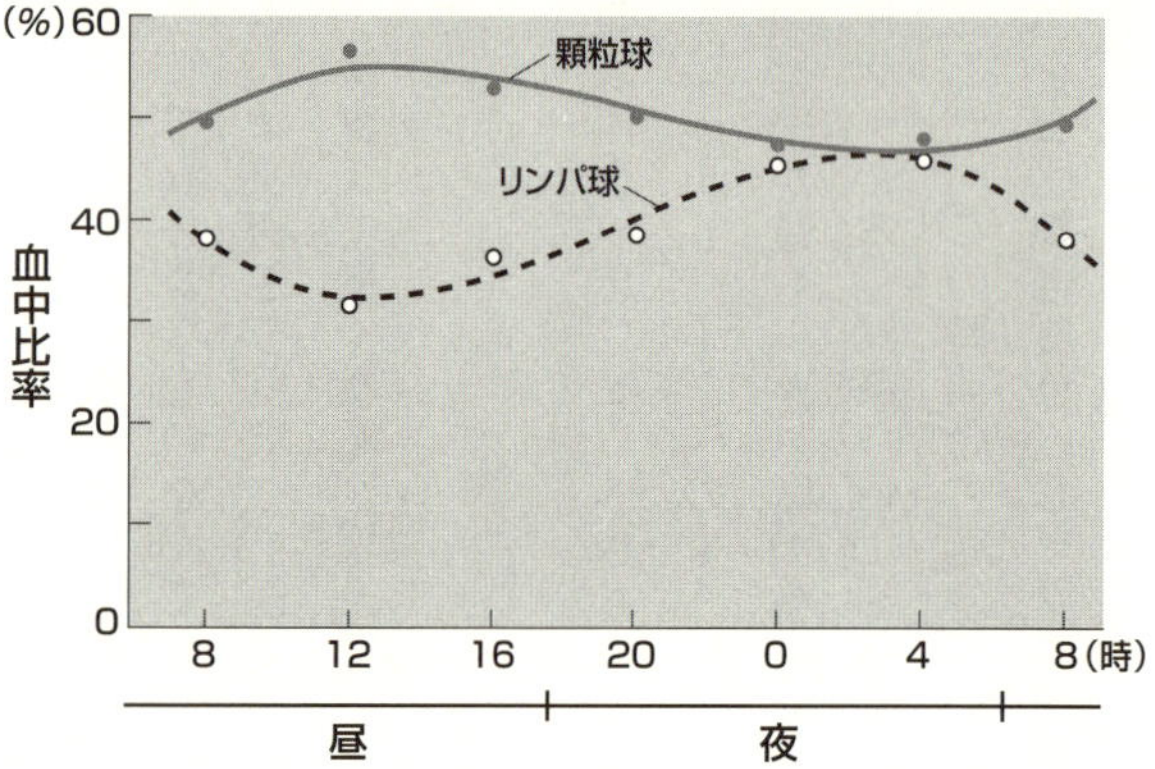

本来休息すべき時間帯に働くということは予想をはるかに超える負担を体に負わせているのです。

それに、夜中まで煌々《こうこう》と明かりをつけていることは、資源の無駄遣いでしょう。

実際、**夜勤の多い職業の人は若くして病気になるケースが多くあります。**

この現実をそろそろ真正面から見つめてもいいのではないでしょうか。

若いうちはいいのですが、無理をしてから10年、20年の年月を経た年代が軒並み体を壊しています。

私と一緒に仕事をした30、40代の女性の編集者たちのうち、すでに3、4人が乳がんになっています。夜更かしして原稿をまとめ、校正するといった深夜の作業が己の体を壊す危険性を高めているのです。

「夜の仕事は危険、命と引き換えにやる仕事だから、もしどうしてもというのなら普通の人の5倍の給料じゃないとだめだ」

と私は強く訴えます。

10

うつ病の予防は「のめりこまない」こと

近年、うつ病の人が急増しています。

厚生労働省による平成16年度の人口動態統計によると、日本で自殺する人の数は3万人以上で、この数字は年々増加傾向にあります。

精神科の医師によると、この7〜8割がうつ病患者ではないかと言われています。うつ病患者も幅広い年代で、増えつつあります。

特に対人関係がうつ病の原因の大きな部分を占めているようで、医師や教師といった、人を相手にする職業の人に増えているようです。

私は、そのような人に対しては、次のようにアドバイスします。

「『この世の中には、ある頻度でどこか変な人もいる』くらいに考えて、冷静に見つめる生き方をしようよ」

「相手にのめりこんだり、家族や患者など対応する人全員を説得しようとするのは初めから無理だよ」


最近、特に目立ってきているのが、子供さんが教師をしていてうつ病になったというお母さんからの電話相談です。

話を聞くと、子供さんたちはみなさん真面目で働き者です。若い頃から教師になるのを夢見て、一生懸命努力し、念願かなって教師になったというのに、真面目な性格ゆえに体を壊してうつ病になってしまったというのです。

こういう話が増えていることは、あまりにも悲しすぎます。

私は、自分の能力や、給料に見合った以上のエネルギーを使ってはダメだと言っています。担任になっても、

「こんな聞き分けのない子供を相手にしているのだから、まともに付き合ってられない、というぐらいでもいいんですよ」

とアドバイスしています。

それを仕事にのめりこんだり、親たちにやたら丁寧に対応したりするから、わが身を削る生き方になってしまっているのです。

「児童が30人も集まれば、1割ぐらいは変わった子がいる」くらいでいいのです。

生徒がたくさんいれば、将来、すべての生徒が立派になるとは限りません。全員を育て上げようとしても、それは無理なこと。不謹慎と言われるかもしれませんが、それくらいの心構えでちょうどいいのではないでしょうか。

11 もっと太陽光を浴びる

紫外線は体に良くない、とマスコミで報道されていますが、紫外線の害を必要以上に言いすぎているのではないでしょうか。むしろ、**日本人はある程度紫外線を浴びたほうがいい**というのが私の持論です。

その理由には、まず、日本人に皮膚がんがとても少ないことがあげられます。悪性黒色腫《あくせいこくしょくしゅ》は、アメリカやオーストラリア、ニュージーランドの白人に比べれば１００分の１から50分の１程度しか発症しません。それは、日本人が彼らのように寒冷地に適応した民族ではないというのが理由です。

欧米白人は、弱い太陽の下で進化した民族です。そのため、寒冷地で太陽を浴びても問題ありません。

ところが、アメリカやオーストラリア、ニュージーランドなど気候の暖かな土地に移住したため、遺伝子が覚えているより強い紫外線を浴びるようになり、皮膚がんの発生率が高くなっているのです。

一方、我々日本人は黄色人種です。ほどほどの温帯気候の下で紫外線を浴びるのは、遠赤外線を当てているのと同じ状況です。紫外線に反応してさらにメラニン色素を増やせます。

日光に当たったあとは、体がぽかぽかと燃えたように火照《ほて》って、血行がとても良くなります。もちろん、当たりすぎると肌がヒリヒリして夜も眠れないというぐらいになります。痛みの程度が当たりすぎかどうかの目安です。

ただ、ある程度の日光は当たっておかなければ、健康体を保てません。

例外的に、日本人でも寒冷地に適応した人がいます。秋田県の色白な人たちなどは紫外線に弱いようなので注意してください。

12 体の声を素直に受け取る

例えば、しょっぱいものを食べると口はしょっぱいと感じます。脂っこいものを食べると、口が脂っこく、べたべたした感じがします。

こういう状況は、食べたものが偏っているときに起きます。味の濃い食事をとった後に水が飲みたくなったり、食べすぎたときにもお腹に負担がかかって苦しくなるから、「食べすぎた」と感じます。

これらの反応は、体の声が体の状態を教えてくれているのです。

ところが、長時間労働を続けていたり、なんらかのストレスを抱えるなどで心理的に余裕がないときは、交感神経緊張になって興奮しているので、体の声が聞こえなくなったり、無視してしまうのです。

無我夢中の状態のときは人に呼びかけられても気づかないものですが、それは神経伝達分泌が抑制されているからです。神経伝達は副交感神経優位で起こるのです。

そのため、無我夢中のときは、ぶつかっても痛くない、周囲が見えていないなど、麻痺《まひ》した状態になり、体が発するいろいろな悲鳴も聞けなくなっているのです。

もちろん、物事に熱中すべきときに、「たくさん食べすぎた」「脂っこい」など、いちいち気が付いたら、集中できなくなってしまいます。

ただ、熱中しすぎたときに体の声を聞けなくなり、体が発するメッセージや信号を見落とすわけです。そして、これが重なると、あるとき突然、不整脈が出たとか、狭心症になったなど、体に大きなダメージを与えます。

突然ひどい症状に見舞われた人の場合、体が出すサインを見逃し続けていたケースが多くあります。溜まりに溜まって、症状が爆発したように現れるわけです。

5章

薬をやめれば健康になれる!?

1 薬は悪循環を招いてしまう

薬で病気が治るのだったら、こんなに楽なことはありません。今頃、病気はすべてなくなっているはずですから。

ところが患者の数は減るどころか、どんどん増えています。

現代における病気は、すべて食生活の問題、社会や職場におけるストレスの問題、環境の問題など、現代社会が生み出した独特のひずみから出てきたものです。

社会全体が生み出した破綻《はたん》を、薬一つで治せればいいでしょう。

しかし、実際は薬は問題を解決してはくれません。

薬の罠《わな》は「麻痺《まひ》ぐらいはさせられる」という点にあります。

急性疾患の場合は、ある程度症状が軽くなったりするので、薬を使うことも効果的です。

しかし、**薬は一時的に症状を麻痺させるだけなので、長期間にわたって飲み続けても根本的な原因を治すことはできません。**

特にお年寄りが飲んでいい薬は一つもありません。お年寄りが高血圧の薬や、抗不安剤、睡眠薬に手を出すと、体力に余力がない分、一気に体を痛めつけてしまいます。

40代、50代だったら、まだ跳ね返せる力があるのですが、70代以上となると、たった1種類の薬でもダメージが大きくなります。

薬を飲み出したら一気に活力を失い、いつも体調不良に悩まされるという流れに入ってしまうことでしょう。

私がある老人介護施設に行ったときに見たのは、薬が生む悪循環の流れでした。

要介護者が、腰が痛いと訴えると、痛み止めを出されます。すると、血流が悪くなり、高血圧を呼びます。

高血圧を抑えようと降圧剤を飲むと、夜眠れなくなります。眠れないと不安なので、睡眠薬や抗不安剤などが出ます。

このようにして芋《いも》づる式に薬が山ほど出るのです。

70代以上の人がそれだけの薬を飲むと、薬に太刀打ちできる期間が長くて5年くらい。だから介護施設に入ると、寝たきりになってしまうわけです。

勘の良い人だと、「薬を飲んだらフラフラする」とか「薬を飲んだからかえって変になった」と体の異変に気づくはずです。

気付いたら、薬から離れればいいのです。

お年寄りが病院で診察を受けるのは、自分の存在意義を確かめることのできる良い機会です。

だから、どんどん先生に診《み》てもらえばいいでしょう。**しかし、薬は最小限**

にして、もらっても飲まないくらいの決意が必要です。

では、薬が病を治しているわけでもないのならば、なぜ医師は薬を出すのでしょうか。

答えは、それが習慣になっているからです。

質問に対するちゃんとした答えになっていないように聞こえるかもしれませんが、医師は、医療行為として薬を出すのが習慣になってしまったのです。

これは昨日今日始まった習慣ではなく、明治維新で西洋医学が入ったときに始まったことなのです。

2
薬は病気を治さない

そもそも治りもしない薬がはびこっているのは、体が治癒《ちゆ》しようと起こしている正しい反応を、悪いものと、間違ってとらえているからです。

腫《は》れたり、熱が出たり、痛みを伴うことは、すべて治癒の過程です。

病気は交感神経の緊張によって血流障害が起こり、顆粒球《かりゅうきゅう》が増えて組織破壊を起こすということはすでに説明しました。

反対に体が治るときは、副交感神経が優位になって血流を促進し、傷ついた組織を修復します。

このとき、治すために痛みを起こしたり、発熱させたりするのですが、これらの症状は必要不可欠なプロセスなのです。

ところが、人間は未熟者だから、あまりに痒《かゆ》くて辛《つら》かったり、痛かったりするとき、対症療法で薬を使って辛さを軽減します。

しかし、急性期の辛い状況を一時的にしのぐための薬の服用ならばまだしも、何年にもわたって飲み続ける対症療法なんてあり得ません。**現代医学は慢性疾患を治すことはできないのです。**

それどころか、薬を飲み続けることで、体が薬に対応した状態へと変わってゆくため、病気は治るどころか、薬が止められなくなってしまいます。

また、**長期間に及ぶ薬の服用は、免疫力を低下させてさまざまな副作用を呼び、新たな病気まで招く原因となっていきます。**

では、どうやって治癒するのか。それは、**自分の免疫力に頼ること**です。

病気になる原因はストレスや働きすぎが主な原因ですから、副交感神経を優位にする穏やかな生き方を目指せばいいのです。

3

感性を大切にすれば不必要な薬は体が教えてくれる

これからの時代、人間は感性が大切です。

情報をすべてうのみにしたり、与えられたものを取り入れているだけでなく、「自分の心はどう感じているか」という勘が大切です。

当然、「薬を飲んだらすべての病気が治る」という発想からの脱却も必要です。

血圧が高いのは、血圧が高くなるような生き方をしているからです。無理をしている、悩みを抱えている、薬を飲んでいる……。

無理な生き方をしている人は、血圧を上げることで体が対応しているわけなのです。

血圧を下げる薬を跳ね返すために、血圧を上げようと反射が来る。するとさらに交感神経優位となり興奮する。すると不眠症になったり、血流不足で粘膜が乾燥して胃がやられたり、喉《のど》が渇きやすくなります。

こうした悪循環も、薬が招いています。そのことに敏感に気付き、脱却しようという感性も、これからの時代には命を左右する鍵《かぎ》となるのです。

「薬を止めたくても止められない」「止めたら症状が出そうで怖い」

これが、薬を飲み続ける人たちが持つ不安な気持ちでしょう。しかし、**薬を止めると1週間で、本当に悪いところがなくなります。**

例えば、降圧剤を飲んでいる人は、薬に負けまいとするから、脈が増えます。薬を飲み忘れるとフラフラするのは、薬が体内に入ってきた状態でバランスをとっているからです。ですから薬を止めたらフラフラしなくなるまでに、2、3日はかかります。

しかしこの間、**注意深く自分の様子を見ていくと、薬がなくても体が適応**

しようと変化していることに気付くはずです。

とはいえ、薬を止めようと決心した人が医師に相談するのは、あまり効果的な行動とは言えません。

というのも、医師は薬を出すのが商売と言っても過言ではないからです。医師が薬を勧めるのです。

結局、今の時代は、**自分の体と相談しながら自己責任で止めるしか、わが身を守れない**のです。

体が薬を受け入れた状態でバランスをとっていますから、薬を止めた直後は、具合が悪くなるでしょう。

しかし、これも体が適応している証拠です。しばらくすれば、また体は薬なしの体に適応しておさまります。

4 使うな、危険! 薬の種類別・解説

以下に紹介する薬は、さまざまな副作用を招きますので、特に注意してください。

【消炎鎮痛剤《しょうえんちんつうざい》】

体にとって大きなストレスになるものの一つに、消炎鎮痛剤があります。消炎鎮痛剤とは、いわゆる痛み止め薬のことで、アスピリンやアミノサリチル酸やインドメタシンといった成分が主体になっています。

これらの成分は、血管を開いたり、痛みを起こしたり、発熱させたりする

プロスタグランジンの産生を抑えます。

つまり、**プロスタグランジンは症状を治すプロセスを促進させる働きがあるのですが、消炎鎮痛剤を使うと、その働きが抑制されてしまうのです。**

プロスタグランジンを薬で抑えてしまうと血管が閉じますから、血流がさらに悪くなり、知覚を鈍化させ、体温を下げます。

血流を悪くさせるのは非常に危険なことです。全身の血流が悪くなると交感神経が優位になり、冷え、肩こり、腰痛、膝痛《ひざつう》などを招き、ますます薬に頼るという悪循環になってしまいます。

また、長期間にわたって消炎鎮痛剤を常用していると、交感神経が顆粒球を増加させ、体内で炎症を起こし、口内炎、肺炎、膵炎《すいえん》、胃炎、がん、白内障《はくないしょう》、緑内障《りょくないしょう》、高血圧、不眠症など、血流障害による病気の連鎖が始まります。

【降圧利尿剤《こうあつりにょうざい》】

血圧とは、心臓から送り出される血液が血管に加える圧力を言います。

血圧の調整にかかわっているのは自律神経です。交感神経が優位になると血圧は上がり、副交感神経が優位になると下がります。

交感神経はストレスや感情の変化を受けやすく、カッと怒ったり、興奮すると血圧も一気に上がります。いつもイライラしていたり、心配事があったり、過労から抜け出せないストレス生活を続けていると、高血圧症になってしまうわけです。

高血圧の薬にはいくつか種類がありますが、**使用にあたって最も注意すべきは降圧利尿剤**です。

降圧利尿剤は腎臓《じんぞう》に作用し、ナトリウムと水分の排泄《はいせつ》を促します。その結果血液量が減少し、血管の抵抗性を弱め、一時的に血圧を下げることができるわけです。

しかし、**脱水が進むと今度は血液の粘性が高まり、血流を悪化させてしまいます。**

水分が少なくなってドロドロになった血液は、血管が強く収縮しないと流れません。そのため、血液を流そうと交感神経の緊張度が増します。さらに血圧が高くなって、降圧剤が必要になります。

これを繰り返しているうちに、自力で血圧をコントロールしていくことがどんどん難しくなっていきます。血圧の薬は一生飲み続けなければならないと言われてきた理由です。

加えて、利尿剤による脱水は眼圧を上昇させて緑内障の発症をうながし、腎臓のろ過や尿の生産力を阻害して、腎機能を低下させる原因にもなっていきます。

【ステロイド剤】

ステロイドが登場したのは60年ほど前のことです。

この強い薬は、皮膚組織が破壊される重傷患者や、ショックで心停止になったときなど、重篤《じゅうとく》な状態を切り抜ける作用もあります。

しかし、ステロイドは決して長期間使用すべき薬ではありません。**せいぜい1~2週間が限度**です。それ以上続けていると本来の症状を治すどころか、連鎖的に副作用が続きます。

ところが、アトピー性皮膚炎、気管支喘息《きかんしぜんそく》、花粉症、潰瘍性大腸炎《かいようせいだいちょうえん》、膠原病《こうげんびょう》、クローン病など、慢性的な症状の多い病気にも、ステロイド剤は使用されています。

例えば、アトピー性皮膚炎でステロイドを長く使っている人の肌は、ごわごわで赤黒い色になっています。これは典型的なステロイドの副作用による状態です。

ステロイドは血流の循環を止めて、患部を冷やすことで一時的に症状を抑えます。

それを**長期にわたって続けていると、やがて皮膚が冷え、機能が落ちます。**機能が落ちると汗がかけなくなるのです。

そのため、皮膚がカサカサして、血色の悪い肌の色になってしまいます。ひどい人になると、目が開けられないとか、人前に出られないほど腫《は》れ上がってしまいます。

これに対して、体は治りたいと訴えます。今まで塗ったステロイドが変成して、皮膚に沈着した過酸化脂質《かさんかししつ》を体から排出したいという反応、それが痒《かゆ》みとなって現れます。

ですから、**痒いときこそ本当に治るためのチャンス**なのです。

痒くなったら、お風呂に入るなどで体を温め、もっと血行を良くして、極限まで痒みを進めてあげるといいでしょう。ステロイドが体から出きったら大丈夫。もう治ったようなものです。

　また、ステロイドを長期にわたって使用していると、交感神経の緊張を促し、血流を止めます。

　血圧が上がり、不安感が増し、血糖値が上がり、糖尿病になり、顆粒球の増加によって炎症が起こり腰痛や膝痛が起こります。こうして降圧剤、精神安定剤、糖尿病の薬、痛み止めと、いくつもの薬が必要になってしまうのです。

　とはいえ、ステロイドを止めるのは、そう簡単なことではないかもしれません。

　体がステロイドを受け入れることに慣れているからです。本気でステロイドを止めたいと思う人は、「周りが何を言っても自分は健康になる」という強い意志を持って跳ね返すくらいの覚悟が必要です。

　そしていったん覚悟を持ってしまえば、あとは信じてやり続けるだけです。

【抗ヒスタミン剤】

花粉症や鼻アレルギーの人が使用することで知られているのが抗ヒスタミン剤です。

ヒスタミンが出る理由は、血管を開いて痒みを出したり、異物が体についたという異常を知らせてくれるためです。

異物を洗い流すため、ヒスタミンが血管を開きます。それがかゆみや腫れといった症状です。つまり、分泌物が出て鼻水が出たり、涙を出して洗い流すのがヒスタミンの作用なのです。

ヒスタミンは決して悪者ではなく、体を良くする反応と言えます。

それなのに、抗ヒスタミン剤を使ってしまうと、せっかく出そうとしている反応を止めてしまいます。

薬が切れるとまた症状が出ますが、また抑えにかかる。そうやって症状から脱却できなくなってしまうのです。

アレルギー疾患になりやすい人は、体質的にリンパ球体質です。過敏な状態と言えるでしょう。甘い物好きや運動不足がこの体質を徐長します。

年齢とともにリンパ球が減少しますから、最終的にはだんだんアレルギーは消失していきます。生き方を見直すことが大切です。抗ヒスタミン剤を使い続けるメリットはないと言えるでしょう。

【抗不安剤】

抗不安剤は、一度手を出したらなかなか止められない薬です。抗不安剤の一つであるフルニトラゼパムという薬がアメリカで問題になって、その危険性を問われて以来、使用禁止になっている薬ですが、日本ではまだ使用されています。これほど依存性の強い薬はないというのが抗不安剤なのです。

実際に、私のところに来る相談の電話の中には、

「薬を止めようとすると、一睡もできなくなる。1日2日はなんとか頑張るけれど、3日目になってもまだ眠れないと、眠れない辛さに薬を止めようとする気力も萎《な》えてくる。そして、結局また飲んでしまう」

というものがあります。これは非常に恐ろしいことです。

使用量を減らしたり、薬を中断すると以前より恐怖心が募り、発汗、動悸《どうき》が起こり、薬を止めようとすると、一睡もできなくなる。眠れない辛さからまた薬に手を出してしまう。

努力しても止められない状況は、まるで麻薬です。

それなのに、医師はまるで「お茶でも飲みましょうか」とでも言うように気軽に「抗不安剤でも出しておきましょう」と言います。

この薬の依存性の強さ、何回か続けて飲んだら止められないという恐ろしさがわかっていません。医師ですらこうなのです。

医師は「医学知識がある存在」だと自分でも思っているし、社会もそう認めています。たとえ「抗不安剤は依存性が強くて止められない」と言ったところで、「いや、そんなことはない」と返すでしょう。

先ほどの薬はアメリカでは、１９８０年代に問題になりました。日本で使用され始めたのは１９８４年です。

しかし、いったんこういう薬が使われて20年も経《た》つと、社会のシステムに組み込まれてしまいます。なかなか、断ち切ることができなくなるのです。

現代の西洋医学では、医師は薬を出すことが仕事になっているようです。しかし、現実は、**薬が次々と病気を引き起こしている**ことは間違いありません。

これは我々が抱えるとても大きな課題です。しかし、立ち向かわなければいけません。

せっかく賢くて豊かな日本人が、病院に連れていかれ、何の知識もない無防備な赤ちゃんのときから薬を飲まされる。子供の頃から薬漬けになってしまうのは見ていられません。

社会はより競争が激しく複雑になり、子供はますますひ弱になるでしょう。

そして患者は増加の一途をたどるのです。

これは、現代の社会が引き起こしたことです。

だからこそ、自然の摂理に即して心と体を休める施設を社会が作り、応援していくことが、最も望ましいことなのです。

6章

安保徹流
食べ方、暮らし方の極意

1

「免疫人間」に生まれ変わる毎日のスケジュール

50歳を過ぎてから、私は生活をそれまでのモーレツ人間型から変えました。私が生活を改めるにあたってやったことを具体的に書きましょう。

【食事】

・肉を減らす
・ゆっくりとよく噛《か》んで食べる
・1日のカロリー摂取量は1500〜1800キロカロリー
・お昼は妻の作ったお弁当を持参（600〜700キロカロリー）

基本的に、玄米菜食で粗食です。朝ご飯はご飯、味噌汁《みそしる》、佃煮《つくだに》、漬物くらい。玄米は少し固いので、ゆっくりとよく噛んで食べます。玄米には繊維が豊富に含まれているので、噛んでいるうちに自然と満腹感が出てきます。

お肉はほとんど食べません。食べてもほんの少し、一日に数十グラムです。大豆や魚はとっています。

【運動】

・朝起きてインナーマッスル体操(8の字体操など)

・朝の散歩

朝は日の出の時間に起きます。まず行うのが、インナーマッスル体操です。インナーマッスルとは、我々の骨と骨をつないだりする、姿勢を維持するために使われている筋肉のことです。普段あまり使われていない筋肉なので

1, 深呼吸
両腕を広げてゆっくり息を吸い込み、両腕を交差させながらゆっくり吐く
2, 8の字運動
両手を頭上に上げ、大きく8の字を描く。体全体を使って
3, ゆさぶり運動
ひざを使って体を左右に揺さぶりながら、おしりを撫でるように腕を前後に振る
4, 首回し
首を大きく回す

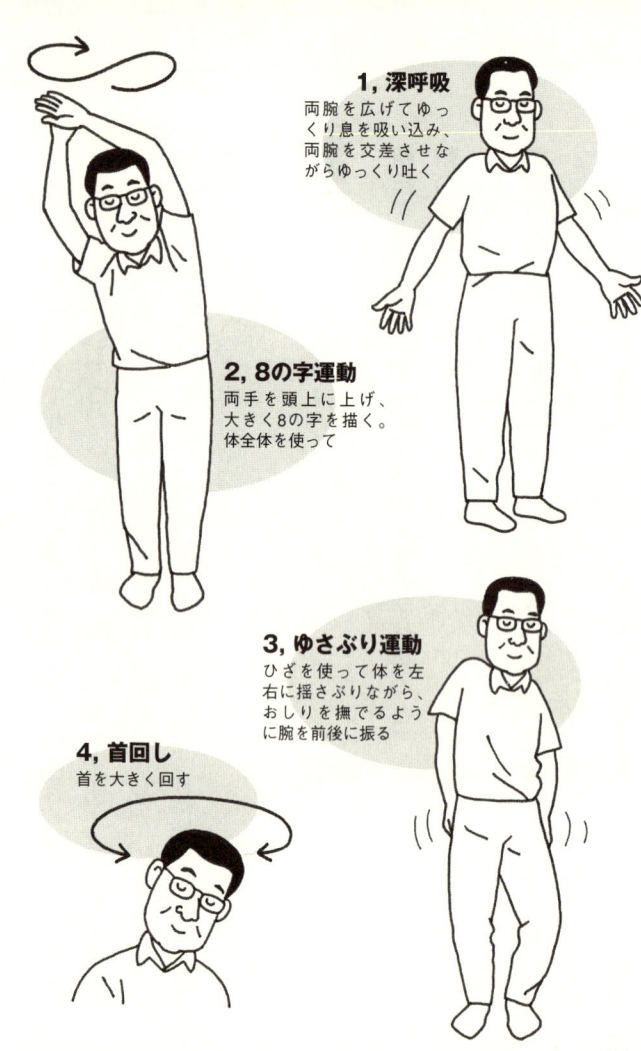

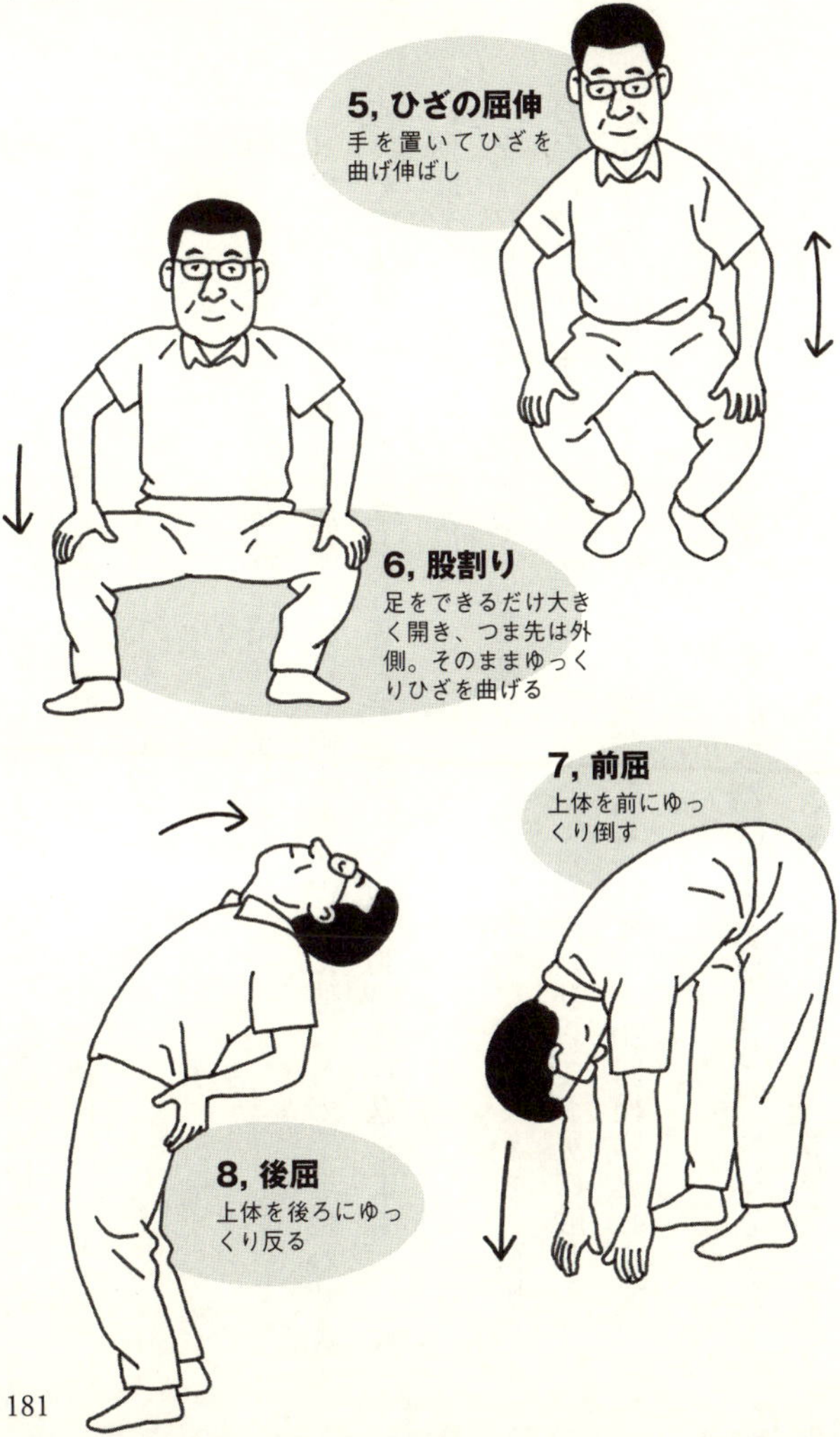
5, ひざの屈伸
手を置いてひざを曲げ伸ばし
6, 股割り
足をできるだけ大きく開き、つま先は外側。そのままゆっくりひざを曲げる
7, 前屈
上体を前にゆっくり倒す
8, 後屈
上体を後ろにゆっくり反る

すが、その筋肉を揺することで、鍛えられます。いたって簡単な体操ですが、この体操を継続することにより、姿勢が良くなって、歩く速度が速くなったり、お腹《なか》がへっこみます。そして筋肉もつくのです。

中でも特徴的な2つの体操を紹介しましょう。

8の字体操は、両足を肩幅に広げ、両手を頭の上に伸ばして手を合わせます。その状態で手で8の字を書きます。これを20〜30回繰り返します。一日に何度やっても構いません。

フリフリ体操は、腰を鍛える運動です。両足を肩幅に広げてから、両腕の力を抜いて立ちます。体を左右に揺すりながら、手のひらでお尻《しり》に触れそうになるように揺すります。左右で1セット、これを10〜20回繰り返します。

太陽の光を浴びながら、朝の散歩をするのはとても気持ちのよいことです。「今日も1日頑張るぞ」という力をもらえるからです。私は、散歩をしながら、公園のゴミを拾ったり、草むしりをしています。

【仕事】

8時に出勤。バス通勤で、最寄りのバス停から10分ほど歩きます。日中は精いっぱい仕事をし、仕事の合間に、インナーマッスル体操、爪《つめ》もみ、やたらと手を洗わない、などの健康法を実践。5時には、仕事を切り上げます。

【夜】

- 夕食前に演歌かモーツァルトを聞く。
- 夕食には晩酌で日本酒の熱燗《あつかん》を1〜2合ほど飲む。
- お風呂は週に2回、41度のお湯で。
- 薄い布団で背筋を伸ばして寝る。就寝は9〜10時頃。

◎爪もみで免疫力を上げる

爪もみ療法は神経を刺激し、血流を良くします。手の爪を指で挟んで力を加える方法です。

爪の両脇には副交感神経のツボがあり、これを押さえるのが刺絡《しらく》療法です。爪もみを続けていると、だんだん体温が上がってきます。忙しくなったりするとストレスが溜まってきて、どこか血流が滞っていることがあるので、ここを押すことで血流をよくする効果があります。

ちなみに、親指はアトピーや喘息《ぜんそく》、人さし指は十二指腸潰瘍《じゅうにしちょうかいよう》や胃の病気、中指は耳の病気、小指は脳梗塞《のうこうそく》や肩こりなどに良いといわれています。

薬指だけは刺激に慣れてない指なので、あまり強く押すことを勧めていません。ただ、私は押しても特に問題がないので、5本の指すべてを押しています。アレルギー体質の人はすべての指を刺激してください。

最近は、仕事の合間にお茶でも飲みながら爪もみをしています。

2

免疫力を上げる春夏秋冬の過ごし方

【朝の使い方】

季節によって変わるのが、早朝の時間の使い方です。
いずれの季節にも、就寝・起床は太陽の時間に合わせるのが基本です。

冬	6時起床。 まだ暗い中、30分間くらいインナーマッスル体操、食事。 （1年を通じての基本形）
春	3月くらいから5時起床、基本形、20～30分の散歩（ごみ拾い） 3月から外に飛び出す。
夏	6～8月 4時起床。基本形＋海水浴（20～30分）、シャワー、音楽鑑賞（モーツァルトかベートーベン、演歌は朝はなし）、庭の草取り。
秋	9月くらいから春と同じく5時起床、基本形、20～30分の散歩（ごみ拾い）

冬は日の出が遅いので、ひたすら寝ます。冬は寒さと高気圧で体が疲れやすくなりますから、できるだけ体を休息させます。冬の間は日照時間も短いですから眠たくなりやすいのです。冬の朝の使い方は年間を通して基本形のようになっています。

一方、夏は、空気が温められて薄くなりますから、低気圧です。低気圧の時期は副交感神経が優位に働きますから、活動するのに適した季節です。この時期は、睡眠時間が短くても体は大丈夫なのです。

【布団】

敷布団は薄いものを使います。冬の間は底冷えがするので、綿の薄い布団を2枚重ねますが、夏は1枚です。

寝るときは仰向《あおむ》けです。仰向けで寝るとよい理由は2つあります。ひとつは、背筋を伸ばすためです。丸まって寝ると背中が丸くなって老け込んで見えます。しかし、薄い布団に仰向けに寝ると、自然と背筋がシャンと伸びるようになります。

もうひとつは、仰向けに寝ると、口呼吸にならずに、鼻呼吸ができるからです。口呼吸をしていると、免疫力が下がったり、風邪をひきやすくなるなど、健康面でもいろいろと問題が指摘されています。仰向けに寝ることで、自然と鼻呼吸ができるようになります。

私自身、薄い布団で背中を伸ばして寝るようになってから、姿勢が良く、若々しく見えるようになったといわれます。

3

活力を得たいときの行動術

・出張はビジネスホテルかカプセルホテル

私は、講演などでいろいろなところに行きますが、だいたいビジネスホテルに滞在します。

しかしときどき、体調がいいときはカプセルホテルに入っています。遅く行くと下の段が全部埋まっていて、はしごを上がらなければなりません。こういうところに行くと生きる力みたいなものがわいてくるなと感じるのです。

高級ホテルをとってもらったときは、せっかくですからお受けしていますよ（笑）。

・小さな居酒屋で孤独に酒を飲む

小さな居酒屋でぽつんと一人孤独にひたって飲んでいるというのも生きる力を養う源です。

ワイシャツのアイロンがけも「ボケ防止だ」と言って自分でしているのですが、こうして孤独に耐える、粗食に耐えることは生きる力の源を呼び起こすような気がします。

・免疫力が高いと、どこへ行っても丈夫

普段から免疫力を上げる練習をしています。風邪はひいておくと免疫亢進《こうしん》になります。だから手も必要以上に洗いません。

寄生虫博士として知られている藤田紘一郎先生が、「ハイハイしている赤ちゃんはカーペットでも床でもなめなさい」と言っているでしょう。手を洗わないくらいなんてことないのです。むしろ、そうやって免疫力が高まるのです。その効果をはっきりと感じたことが幾度かありました。

5、6年ほど前にインドで国際学会があったとき、生水を飲んでも全然お腹《なか》を壊さなかったのは私だけでした。その3年前にハンガリーで国際学会があったときは、食あたりの人が続出しました。特に日本人の間に多かったのですが、私はそのときも平気でした。

・体を動かすとシミが消えた

私は共同研究者の福田稔先生にときどき健康診断をしてもらうのですが、先日、福田先生から「安保先生は、肌の色がいまひとつだ。シミが多い、耳鳴りもあるでしょう。こういう体では人に健康を説く資格はないよ」と言われました。

早速リンパ球を測ってみたところ、リンパ球総数もいつもより少なめでした。そのときは、仕事量が多くて休みなく働いていたときで、首のところにシミがたくさん出ていたのです。

しかし、これではいけないと、毎日運動をしたり、上半身を動かすようにして血流を良くしました。そうすると、3週間後には首から肩にかけてのシミが薄くなっていました。

・朝日に感謝する

末期がんから治った人から共通して聞くのが、「朝日に感謝するようになった」ということです。私も、それを聞いて以来、実行しています。

朝、散歩に出たときに、朝日を見たら手を合わせて、「今日も1日、よろしく」と言うのです。不思議と言った後に活力がわいてくるのがわかります。

4

自分に刺激を与える

◎西日の当たる部屋で寝る

私の部屋は西日が当たります。夏になるとこの部屋は40度くらいまで温度が上がります。非常に暑い。でも、それを暑いと思わず、クーラーも利用せず、「リゾート気分だ」と言いながら過ごしています。

夜中になると布団もシャツも汗でビショビショになりますから、枕元に下着を置いておいて夜中に目覚めて着替えます。

着替えた後がすごく気持ちよくて、体の代謝が刺激されて細胞が喜んでいる感じがします。

今では、暑い夜は「今日はリゾート気分を味わえる」と夕方から楽しみにしているのです。

しかし、熱帯夜にクーラーなしで眠るのは、最初は眠りづらいでしょう。慣れるまでクーラーなどで30度くらいまで温度を下げてみることから始めてみてください。

人間の体は自律神経の働きをフル回転して環境に適応しようとするので、だんだん慣れてきます。一度気持ちよさを感じ始めたら、楽しいものですよ。

◎たまには体に悪いことをする

早寝早起き、適度な運動、玄米菜食、食事は腹八分目といった具合に、ふだんは模範生のように、体にとって良いことばかりしていますが、月に2、3回は体に悪いことをします。

あまり良いことばかりやっていると体に負荷がかかることがなくなって、

なんだか、副交感神経に偏りすぎて軟弱な人間になるような気がしています。その域に達するには、まだ私には早すぎます。もう少し気迫をもって生きているような雰囲気も必要です。前に書いたように、カプセルホテルに泊まるのは、そうならないための一つの方策なのです。

体に悪いこととは、思いっきり夜更かしをする、たらふく食べる、大酒を飲むなどといったことです。例えば翌日体が使いものにならないくらいお酒を飲んで、そこから脱却するのです。

そうすると体に負担がかかって、心身共に鍛えられるというか、自分に気迫がわいてくるような気がします。

夜更かしして、眠たくて、「こんなにリズムが狂ってしまった」というときや、二日酔いでやっと夕方から何とか仕事ができるようになったときは、体の大切さを思い出すものです。

銭湯などで体を温めるのは、体にとってとてもよいことです。しかし、ときどきは水風呂に入るのも、体を鍛えることにつながります。これと同じように、ときどきは体に悪いことをして、刺激を与えましょう。

例えば、暑いところ、寒いところに行ったとき、刺激に対して体がすばやく適応できるようにするためです。

5

イザというときのために力を蓄える

私は、健康法や健康な体は、長生きするためではなく、「**必要なときに全力を振り絞れる気力を残しておくためのもの**」だと考えています。

家族や大切な誰かを守らなければいけないなど、いざというときです。そういうときに、体がヨレヨレだと「いざ戦う」といっても立ち向かえません。

しかし、健康だと気迫を持って立ち向かえます。

私にとって、健康とはお金を貯金するようなもの。イザというときのための力を蓄えておくことなのです。

健康や長生きを説いてきましたが、もしいざというときが来たら、「今まで蓄えた健康を使い切って一生を早く終えてもいいかな。それが健康な生き方ではないか」という気もします。

そのためにも、簡単に怒ったり、たくさん食べている場合じゃないなと自分にいつも言い聞かせています。

私が好きなフレーズに、

「生きて大業《たいぎょう》の見込みあらばいつまでも生きよ、死して不朽《ふきゅう》の見込みあらばいつでも死ぬべし」(吉田松陰)

というのがあります。私の研究室にいつも貼っているのですが、この信念を生涯貫いていきたいのです。

6

ストレスは早めに発散、のめりこまない

私は母親ゆずりの神経質で落ち込んだり、しょぼんとすることがときどきあります。

そういうとき、助けになってくれるのはお酒ですが、これも限度があります。あまりに落ち込みが激しいとお酒も飲めません。

このようなときは、あきらめてさっさとタクシーに乗って家に帰ります。夕食をちょっと食べたら、「今日はもう駄目だ」と言って寝てしまうのです。

そのため、**落ち込んでしまったときの睡眠時間は、10〜11時間ぐらいにもなります**。すると翌朝少しはスッキリしています。

ストレスを感じたとき、怒ったり泣いたりする感情を使うことも、決して

悪いことではありません。泣くと副交感神経が優位になりますから、泣いた後はスッキリします。

喜怒哀楽のうち、涙を流すとか、鼻水を出す、笑うといった、排泄《はいせつ》する行為に伴うものは、副交感神経を刺激し、リラックスを招くので体にいいのです。

私自身、ストレスの多いときは、水虫になります。これが自分の状態を測る一つのバロメーターになっています。

しかし、そもそもストレスを感じないようにすることも大切です。

例えば、私は免疫療法の論理を世の中に出してから、「ステロイドは止めなさい」「抗がん剤は悪い」と言い続けています。私に相談をする人たちにも、一貫してその説を説いていました。

長い時間かけて電話口でなぜその薬が悪いのか、どう悪いのかを説明しても、その後に相手から「でも……」というセリフが返ってくる。

そうして、「何をまだ迷っているんだ」とまた説得を繰り返し、徹底して薬を拒否するという姿勢をとっていました。

しかし、そういうことを続けていた私の体に異変が起こりました。患者さんからの電話で夜中に起こされているうちに、体調を壊したのです。

以来、そういう徹底的な断固とした説得はやめました。相手が迷っているようだったら、「ステロイド？　塗りたいなら、ちょっと塗ってみたほうがいいね」と受け入れます。

それくらいの柔軟性もないと、１００人いたら１００人を満足させることはできません。その前に自分が壊れてしまいます。

「自分の説や考えにのめりこまず、適度に距離を置いて相手の意見も聞いてみようじゃないか」くらいの構えでいるわけです。

私の気持ちも柔らかくなりました。

7

口にするのは粗食のみ、究極の理想は水だけ

新潟に、山田鷹夫さんという水だけで生きている人がいます。山田さんが書いていらっしゃる『不食実践ノート』(三五館)という本を読んで、私は大変感銘を受けました。

山田さんは水だけで生活していますが、世の中には、1日に1~2杯の青汁だけで10年も15年も生きている人もいます。

栄養学では1日30品目食べるように推奨していますが、あまり食べないで生きている人の場合、栄養は腸内細菌がコントロールしています。もちろん、ちゃんと普通の人と同じように動けるだけのエネルギーもあります。

食物繊維はバクテリアが住み着いて増殖しやすい環境を作るので、そのバ

クテリアが腸内で栄養になるわけです。ですから、コアラはユーカリの葉しか食べないし、パンダは笹の葉以外食べない。でも、筋肉モリモリなのです。腸内細菌叢《そう》さえしっかりしていれば栄養に不足は起こりません。

私たち人間は、心が乱れると腸内環境が悪化し、腸内で栄養を作り出すことができなくなります。そのため、心が乱れた人はそういう少食や水だけといった極限状態に入れません。ストレスの多い人が大食いをするのが良い例ですね。

極度の少食や水だけで生活ができる人は、心がいつも穏やかに保たれています。まるで仙人のような人なのです。

私も、これから少しずつ少食にしていって、１００歳を過ぎたら水だけの生活に入りたいと考えています。せっかくこういう人類の法則を見つけたのだから、わが身を使って体験してみたいものです。

しかし、少食にするといっても、努力をするのではなく、心を穏やかにして、徐々にそうなっていきたいと思っています。

7章

危機に立たされている子供を救え！

1

現代の子供たちは体温調節ができない

最近の子供たちは、平熱が36度に満たない子が全体の40%以上にもなっているそうです。

子供たちは、自ら部屋の温度を20度に設定すると聞きます。お父さんお母さんが子供部屋に入っていくと、「どうしてこんなに寒くしているの」と驚くそうです。

そういう子供たちが今度は体育の授業を受けると、そう大して熱くもない日に熱中症になったりします。「この程度の暑さで？　まだ汗もかいてないじゃない」という段階で倒れるのです。

これは、あまりに世の中が便利になってしまったために起こったことです。暑ければエアコンで温度調節をすればいい、冷たい飲み物やアイスクリームを食べればいいと、簡単に外の環境を変えることで、**自分自身で発汗して体温調節をしようとする力が落ちてしまった**からなのです。

その結果、外気温が高くなると、体内に熱がこもります。人間は本来発汗することで体内にこもった熱を放出するのですが、この子供たちは汗がかけませんからこの機能が備わっていません。そのため、体温が上がりすぎて倒れてしまうのです。

こうなると自律神経もきちんと機能していないものと思われます。つまり免疫力が弱くなって、すぐに病気になったり、ストレスを抱え込んでうつ病になったりするのです。

こういう子供たちの外見の特徴の一つは、ぽっちゃりとした体形の持ち主だということです。リンパ球過多でぽっちゃりして、おっとりとした性格、そして冬でもTシャツで部屋にいたりします。暑くなると冷たいものを飲んだり食べたりします。

しかし、**そんな子供たちでも、練習をすれば体温調節ができるようになります**。まずは退化した汗腺《かんせん》を取り戻すため、普段から汗をかく習慣をつけることです。そのためには運動して汗をかく練習をするしかありません。

最初は体を暑さに慣らしていく程度で十分です。歩く、軽く走るといった程度の運動でいいでしょう。それから、徐々にあったかいものを食べたり、飲んだりする習慣を作ります。お風呂に入ることもいいです。

汗腺が退化しているので初めは辛《つら》いでしょうが、そうやって汗をかく練習をしていくと、3カ月もすれば、汗腺は再生され、自力で体温調節ができるようになります。

2 子供たちがキレる理由とは？

「キレる」という表現が出てきたのは、最近になってからです。キレるという表現には、普段はとてもおとなしいのに、突然豹変《ひょうへん》して人を刃物で傷つけるくらいの異常な行動に走るという意味が含まれています。

昔は、キレるという言葉はありませんでした。それは、人は簡単にはキレなかったからです。

日本はとても豊かな時代になりました。昔は、食べ物にも恵まれず、みんな必死に生きていました。そういうときは、交感神経が優位だったのです。怒る人はいても、キレるのとは異なります。

ところが時代が変わり、飽食の時代になり、生活も便利になると、副交感神経優位タイプの人が増えました。副交感神経が優位の人は性格が穏やかという特徴があります。

しかし、極端に副交感神経ばかりの性質でいるのも問題です。**自律神経のバランスをうまくとることができず、甘いものを食べて血糖値が急激に上がったりすると、インシュリンの分泌を促しその後低血糖が来ます。そして、手元に甘い物がないときは自律神経の力で血糖を上げにかかります。自律神経が急激に交感神経の働きを高めてしまいます。**

そのため、興奮したときに性格が急変して、「突然キレる」といった行動に出るのです。

普段から運動をしたり、体を温めたりして、自律神経のバランスを上手にとれるようにすることが大事ですが、砂糖の入ったお菓子をたくさん食べることにも注意してください。

3

多動は文明病、エネルギーが余りすぎている

最近の子供たちには、注意欠陥多動性障害（ADHD）や貧乏ゆすりなど、落ち着きがない子供が増えています。

これらの症状は、文明病です。

子供の極端な異常行動の陰には血糖値があります。糖分のとりすぎ、エネルギーの摂取量が多すぎて体内で消化しきれずにあり余っているのです。

そのため、常に体を動かしてエネルギーを消費しようと、ウロウロ歩き回ったり、足をガタガタ震わせたりするのです。

これを「錐体外路《すいたいがいろ》の異常反応」と言いますが、これは異常ではなく、過剰エネルギーを消費するために無意識に起こる錐体外路系の正常な反応です。

また、子供は成長が早いので、本来太ることはあまりないことなのですが、最近は運動不足で肥満傾向の子供をよく見ます。

子供が太るのも、落ち着きがなくなるのも、すべては本人たちが無意識に身を守っている反射です。

岩手大学名誉教授の大沢博先生は、「子供の病気は甘いもののとりすぎから来ているものが多い」と言っています。一度甘いものを過度にとり始めた人は、甘いものを食べないと生きていけなくなります。

その正体は砂糖です。砂糖をとるとすぐに血糖が上がり、インスリンの大量分泌《ぶんぴつ》を誘発します。血糖値が急激に上昇すればするほど、インスリンの分泌も増え、血糖値の低下は激しくなります。

すると、すぐ低血糖になるため、さっきまで元気な子が急にイライラしたり、落ち着かなくなってしまいます。そして、安定したいためにジュースやお菓子といった甘いものにすぐに手を出す。この繰り返しです。

だから、しょっちゅう甘いものが欲しくなったり、ポケットにアメとかチョコレートを用意しておかないと生きていけなくなってしまうのです。また、お菓子が主食になってしまうため、ご飯をあまり食べられません。そして、いつもユラユラしているのです。

大沢先生は、「お菓子の代わりにバナナを置きなさい」と言っています。バナナは甘いけれど、食物繊維も豊富ですし、血糖の上昇は速いですが、下がりにくい特徴もあります。

だから、**お菓子ばかりで多動障害の傾向が見られたら、まずはバナナなどの果物に切り替えましょう**。子供もそのことをちゃんとわかっているらしく、自分で「バナナを食べたら体が震えなくなった」と言うのだそうです。

現代の子供たちは飽食の時代です。欲しいと思ったものは何でもすぐに手に入ります。ついついお菓子とジュースの世界になってしまうわけです。

しかし、その弊害も付いて回ります。それを乗り越えるためには理論を理解しなければいけません。そのため、バナナとかゴマのかかったせんべいを砂糖の入ったおやつ代わりに与えるのです。ジュースの代わりにお茶か水でも飲んでいればいいのです。

ちなみに、牛乳は高カロリーでカロリー過多になりがちです。震えることで余分なエネルギーを消費するようになるでしょうから、控えたほうがいいでしょう。そうでなくても、子供たちは学校給食で毎日1本飲んでいます。

そして、新陳代謝を促すためにも、体を温めて血流を良くすることです。ADHDと共に認知が広がっているLD（学習障害）も、脳への血流障害が原因ではないかと思われます。

脳へ血流が十分行くよう血行を良くすることと、体操をすることが大切です。

4 医師、薬に頼らずに子供を育てる

ＡＤＨＤの子供に対して、医師はリタリンを与えて一時的に症状を抑えようとする傾向があります。

しかし、ＡＤＨＤは、薬では決して治りません。

むしろ、リタリンを飲んだら子供はボーッとしてしまって、「これがわが子か」と、ご両親が心配するほどなのです。リタリンはそれほど強い薬だと言えます。

これは医療界が抱えている問題が原因でもあります。最近は、精神の病にかかる人が急増していますが、精神科医が足りていないのです。

今、大人もそうですが、子供たちにもいろいろな心の問題を抱える人が増えています。とにかく、医師が忙しすぎて対応しきれないのです。すると精神科の医師のほうが参ってしまうので、薬を出してその場をしのぐしか、今の医療では方法がないのです。

本来なら、食事を指導したり、家庭のしつけの問題をアドバイスするのがベストでしょう。しかし、その時間がとれない現状があります。

そのため、本を読むなどして家庭内で解決しなければならない問題になっています。

5 子供が遊べる空間づくりをする

今後、人は自然に戻る生活をしていくべきです。

先日、住宅関係者と話をしたのですが、これからの理想の住宅は、子供たちが外で遊べない分、室内で遊べるような住宅だというのです。

部屋の中で棒にぶら下がったり、逆立ちできる空間が必要なのです。


小学校に入ったからといって、すぐに勉強する必要はありません。小学校低学年のうちは、体を動かして遊ぶことが子供にとっては勉強です。この時期に子供たちは体を作り、運動能力を高めるのです。

逆に体ができていないうちから机に縛り付けようとすると、その子供は体温調節ができなくなったり、そのために集中力も養えないまま成長することになるかもしれません。悪循環を招く可能性もあります。

また、この時期に培う体格は、丈夫な筋肉と骨を育てます。背筋がシャンと伸びた姿勢を維持するために筋力も鍛える必要があります。

本来、子供はちょっと放っておくと相撲をとったり、いたずらしたり、走り回って体を鍛えているものです。

しかし、今の世の中は、小学校に入った途端に学習机を買って、子供を机に縛り付けようとしています。本当は小学校の四年生くらいで机を買うくらいが理想です。

学習机分のスペースが部屋にあれば、そこで子供たちはぶら下がったり、逆立ちしたり、転がって、体を動かすことができますし、余分なエネルギーを放出することもできるので、一石二鳥なのではないでしょうか。

終章

これからの日本が進む方向

◎成熟社会を迎えた日本

２００７年5月に財団法人日本青少年研究所が発表した「高校生の意欲に関する調査」（日本、アメリカ、中国、韓国の比較）で、「偉くなりたい」と答えた高校生は、中国で34・4％、韓国で22・9％、アメリカで22・3％、そして日本は8・0％だったと発表されました。

このニュースについて、「日本の子供は出世意欲がない」というコメントも聞きますが、私は、「**これからの日本にとってプラスの現象が起こっている**」と考えています。

その理由は、日本が、物質的な豊かさから精神的な豊かさに向かい始めている徴候のように思えるからです。

私たちが子供のときは、ちょうど今の中国くらいで、「偉くなりたい」の比率が35％くらいあったと思います。国が貧しく、発展の余地があるときは、偉くなりたくなるものです。

しかし、今の日本はもう満ち足りていますから、偉くなる必要はありません。現状で十分生きていけるし、責任感を増やしてまでお金を貯《た》めようと思わないのです。

今後の日本は、物質的な豊かさから精神的な豊かさを求める成熟した国民になっていくのではないでしょうか。

昔は「お金を持っていい家に住みたい」という欲望だったのが、これからの日本は、「本を読みたい」「芸術をやりたい」「スポーツをしたい」と、文化の成熟の方向にエネルギーが使われるようになるでしょう。

この現象は江戸時代と似ています。化政時代は食料も豊富で、着るものでも何でも手に入る。江戸前寿司などのおいしいグルメもできた。江戸職人たちが、凧《たこ》や下駄や櫛《くし》といったものを芸術の極限まで磨き上げたのがこの時代です。

画家の葛飾北斎《かつしかほくさい》や文学者の滝沢馬琴《たきざわばきん》が活躍したのもこの頃。物質が豊かなときは、文化が栄えるわけです。

最近流行《はや》りのアロマセラピーも、匂《にお》いを感知する副交感神経優位のものです。人々が癒《いや》しや落ち着きを求めた江戸時代と同じことが起きています。

だから、私はこの調査結果を見て、いい時代に入ってきたなと思いました。マスコミや評論家は「こんなのじゃ、日本はダメだ」と言っていますが、私は、これは逆に社会が成熟した証拠だと考えています。

これからの日本は芸術とスピリチュアルな世界をリードしてゆくのだと、あのニュースを聞いて嬉《うれ》しく思ったのです。

◎スピリチュアルを大切にした免疫生活

今、世の中はスピリチュアルブームです。

私はこれまで、生き方の問題は心の問題だと言ってきました。がんになっても感謝が必要という考え方は、スピリチュアルの世界でないと成し遂げられません。現実の心の問題よりも、天に感謝する心を持つことを勧めているのです。

病気になって、病気に感謝し、周りに感謝し、自分の体に感謝し、家族に感謝し、生きていることに感謝する。病気にかかって怯《おび》えることから感謝の心にうつすというのはスピリチュアルな世界です。

文化の極限は、生き方の問題です。昔から医学の世界には、代替《だいたい》医療やヨガや鍼《はり》もありましたが、そこにはなぜ病気になるのか、という概念がありませんでした。しかし私は自律神経や白血球の問題を解明し、生き方を変えることで病気を予防し、治すことができるのだとわかりました。

私の研究が受け入れられるのも、社会がスピリチュアルなものを求めているからではないでしょうか。

おわりに

多くの日本人は、病院に行って出される薬は病気を治すのにプラスの効果があると思って飲んでいると思います。また、薬を出す医師の方も同じ思いで良かれと思ってやっているわけです。しかし、急性疾患ならいざしらず、慢性の経過をとる病気を薬で治すのは不可能なのです。それは、背景に生き方の偏りがあるからです。無理な生き方から出発した自分の病気を、他人に治してもらうとか、薬で治すというのには、基本的なずれがあるわけです。これからの日本人はここを理解して、成熟した社会をつくらなければならないと思います。

また、生き方の偏りは時代と共に変化しています。この点もこの本で指摘できたと思います。このような思いの本を編集してくれた中経出版の吉野江里さん、ライターの田中響子さんに深く感謝いたします。

安保　徹

参考文献

安保徹・鬼木豊　「免疫道場　病気にならない体をつくる50講」幻冬舎
安保徹　「医療が病をつくる」岩波書店
安保徹監修　「免疫革命　実践編」講談社インターナショナル
安保徹　「「薬をやめる」と病気は治る」マキノ出版
安保徹・奇埈成・船瀬俊介　「ガンは治る　ガンは治せる――生命の自然治癒力」花伝社
安保徹　「医者に見放されても病気は自力で治る」講談社
安保徹　「50歳からの病気にならない生き方革命」海竜社
安保徹　「免疫進化論」河出書房新社
水津征洋　「癌よ、ありがとう」風雲舎
山田鷹夫　「不食実践ノート」三五館
「いのちのたんぼ」75号　人間出版

本書は「中経の文庫」のために書き下ろされたものです。

安保　徹（あぼ　とおる）
新潟大学大学院医歯学総合研究科教授。
1947年青森県東津軽郡に生まれる。1972年東北大学医学部卒業。1980年アメリカ・アラバマ大学留学中に「ヒトNK細胞抗原CD57に対するモノクローナル抗体」を作製。1989年胸腺外分化T細胞を発見、1996年白血球の自律神経支配のメカニズムを世界で初めて解明するなど数々の重要な発見をし、国際的な場で発表した論文の数は200にのぼる。免疫学の著書も多く、『免疫革命』（講談社インターナショナル）は医学書としては異例のベストセラーになり話題になった。

執筆協力／田中響子

本書の内容に関するお問い合わせ先
中経出版編集部　03（3262）2124

中経の文庫
病気にならない免疫生活のすすめ

2007年10月 2 日　第 1 刷発行
2009年12月28日　第25刷発行

著 者　安保　徹（あぼ　とおる）
発行者　杉本　惇
発行所　㈱中経出版
〒102-0083
東京都千代田区麹町3の2　相互麹町第一ビル
電話 03（3262）0371（営業代表）
03（3262）2124（編集代表）
FAX03（3262）6855　振替　00110-7-86836
http://www.chukei.co.jp/

DTP／アスラン　印刷・製本／図書印刷

ISBN978-4-8061-2845-8　C0147